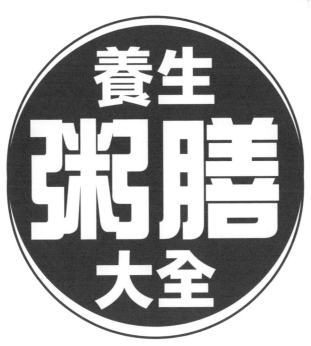

養生粥膳大全

楊力　主編

一碗好粥　熨貼你的胃和心

粥，是中國人的一大發明，也是中國人的最愛。幾千年前的《周禮》就有記載「蒸穀為飯，烹穀為粥」，説明粥在中國歷史上非常悠久。

《黃帝內經》中有「五穀為養，五果為助，五菜為充，五畜為益」的説法。將五穀雜糧配搭蔬菜水果、魚畜禽肉等食材進行熬煮，做成粥，窩心暖胃又養生，難怪中國人都愛吃粥。

常吃粥不僅可以養五臟，防生病，還可益壽延年。無論男女老少，粥都是很好的滋補品：讓孩子消化好、讓成人精氣足、讓老人少生病，甚至有人將粥稱為「天下第一補」。

本書對古今及四方粥膳做了全方位介紹，包括養生家常好粥、獨家秘制的私房宴客粥、滿有滋味的粥店招牌粥……當然，還可以足不出戶就能坐享八方美粥：廣東粥、福建粥、紹興粥、東北粥等。

簡單美好的生活，從一碗好粥開始！本書中多種美味粥膳的妙配和巧烹方法，更讓大家耳目一新。希望這本書能給廣大讀者帶來快樂和健康！

楊力

Contents
目錄

煮好粥 吃對粥

家常養生

Part 1

原味五穀雜糧粥
—— 粗細配搭提高營養價值

清新菜粥
——維他命、膳食纖維 抗氧作用佳

鹹香肉蛋粥
——蛋白質和脂肪滋補強身

特色滋補

❧ Part 6 ❧
廣東粥
——用心慢慢煮的滋補養生粥

❧ Part 7 ❧
其他地方粥
——舌尖上的家鄉味道

❧ Part 8 ❧
私房宴客粥
——驚豔客人的味蕾

❧ 專題 ❧
皇家宮廷粥

Part 13
常見病調養粥
——無病一身輕

Part 14
女性美顏養生粥
——修煉高顏值好氣色

Part 15
不同人調理粥
—— 悉心呵護全家人

Part 16
四季強身粥
—— 從大自然得健康

附錄
佐粥小菜

煮好粥

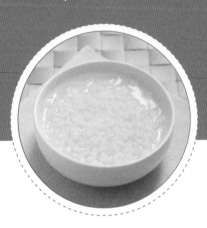

吃對粥

細數粥膳養生功效

粥在中國有很長的歷史，古代醫家和養生專家均稱其為「第一補人之物」。將五穀雜糧配搭蔬果、魚畜禽肉等食材來進行熬、燉、煨，做成一碗粥，可為人體補水，其中的營養成分還可被人體充分吸收和利用，具有防病養生的作用。

ⓦ 易消化吸收

穀類、豆類多含有蛋白質、脂肪、碳水化合物、多種維他命和礦物質等，經過熬煮可以更好地釋放營養，並且改善粗糙的口感，質地軟爛稀糯，很容易被人體消化和吸收。

ⓦ 排毒且抗癌

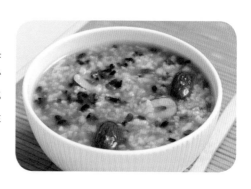

粥膳中五穀雜糧含有的膳食纖維具有解毒能力，能促進腸道蠕動，並減少細菌、亞硝胺等致癌物質在腸道中的停留時間，還能吸附致癌物質並促進其排出體外，從而有排毒、抗癌的作用。

ⓦ 預防心血管疾病

五穀雜糧中含膳食纖維、維他命等，可減少腸道對膽固醇的吸收，促進膽汁的排泄，幫助降低血液中膽固醇的水平，減少體內脂肪的堆積，對糖尿病、高血壓、高血脂等疾病的發生有較好的預防作用。

ⓦ 防治便秘

五穀雜糧中的膳食纖維促進腸道的吸收和蠕動，能夠起到潤腸通便，對輔助治療便秘與痔瘡等有很好的作用。

◎ 預防感冒

溫熱的粥膳能夠幫助人體驅除寒氣，增強抗寒能力，預防感冒。

◎ 減肥

粥膳多由五穀雜糧熬煮而成，其中的膳食纖維含量高，可以限制糖與脂肪的吸收，有效增加飽腹感，降低食慾，進而減少熱量的攝入，有助減肥。

◎ 美容護膚

五穀雜糧所含的膳食纖維可清除體內垃圾，有助排毒養顏，所含的維他命E具有抗氧化，延緩衰老的作用。

◎ 益壽延年

粥煮好後，上面往往浮着一層細膩、黏稠的物質，中醫稱之為「米油」。這層「米油」可與參湯媲美。由此可見，粥非常滋補，常吃粥能強身健體、益壽延年。

◎ 病後補胃氣

《黃帝內經》中説「人無胃氣曰逆，逆者死」。臨床上常把保胃氣作為重要的治療病患原則。人在不舒服時，吃粥則有補益氣血的作用，有助扶正胃氣，也就是説，粥在胃中不僅不需要很多胃氣來消化，還能夠資助人體的胃氣。不過，患者應食用多種食物，粥類可每天換花樣來吃。如果患者腎功能不錯，可以再加些豆類、堅果、乾果，這樣營養更豐富，對疾病的康復更有益。

● **不同配搭增強發揮功效**

粥的最妙之處在於熬煮時可以加入不同的養生食材，從而達到食療的效果。通過不同的食材配搭，可以煮出適合不同人食用，具有不同保健功效和防病效果的粥。穀類、豆類及核桃、芝麻等雜糧的混合配搭便可以變化出很多不同口味和營養的粥；加入水果、蔬菜、肉類、魚類、動物內臟等，將有意想不到的效果。

13

嚴選各式鍋具攻略

煮出一碗營養美味的靚粥，少不了煮粥的工具：鍋。到底用甚麼鍋煮粥快，用甚麼鍋煮粥美味安全且容易熟呢？

⚙ 不銹鋼鍋

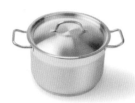

不銹鋼鍋吸熱快，傳熱均勻，耐腐蝕，實用性強。煮粥時，先放適量清水，燒開，再放材料熬煮，待粥軟糯熟爛，關火即可。

⚙ 砂鍋

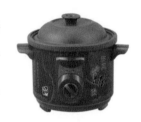

砂鍋是煮粥的好工具。砂鍋的保溫效果好，能使米粒持續、均勻地受熱，從而使煮出來的粥香黏軟糯。所以很多人都有這樣的共識，就是煮粥最好選用砂鍋。用砂鍋煮粥時，煮好後不要馬上將粥盛出，蓋鍋蓋煮約 15 分鐘，這樣會令粥的香味更濃。

⚙ 電飯煲

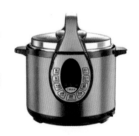

用帶有煮粥功能的電飯煲煮粥的最大好處是省時省力。將五穀雜糧洗淨後，按指示說明加適量水，按下開關即可，期間不用管，也不必擔心撲鍋。而且電飯煲有保溫功能，粥煮好後一直處於保溫狀態，可以「想吃就吃」。

⚙ 燜燒煲

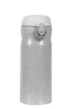

燜燒煲就是把米和水放內膽燒開約 15 分鐘，再放入外膽中，蓋好，第二天就有軟糯糯的粥，這時候溫度也適中。燜燒煲很不錯，體積小、易攜帶，晚上將米洗淨放入杯中，加上開水，蓋上蓋，早上就能吃到軟糯的粥了。

⚙ 電壓力鍋

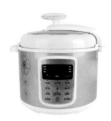

電壓力鍋較省時省力，但是粥量不能太多，一般為鍋內容量的 2/3。通常，大米粥在鍋開後 3 ～ 5 分鐘即可熟爛。

善用定時電飯煲 自家煮粥零難度

現代人生活節奏急速，很多上班族，特別是年輕人為了趕時間，早餐只能在路上解決。想吃一碗自家煮的香粥似乎很奢侈，其實用定時電飯煲是最快捷方便的。以下介紹一些使用的重點：

定時功能 快捷易用

快捷做粥的首選辦法就是使用定時電飯煲。現在大多數電飯煲都具有定時預約功能，售價在數百至千多元不等，購買時可根據實際情況選購。

選購貼士

1. 通過正規途徑選購。最好在有信譽的店舖選購，網上專營店也可以。這些地方對產品的質量、售後服務均有嚴格要求，出現假冒偽劣產品的可能性較小，可放心購買。

2. 購買符合國家安全標準。必須帶有相關認證標誌，或歐盟認證標誌等。挑選時宜檢查配備的電源插頭、電線等是否安全。

3. 容量的選擇。可根據家庭成員數量而定，一般的電飯煲都會提供幾人份標準。建議一般家庭買 4 人份的即可。

操作步驟

1. 將五穀雜糧洗乾淨，放入電飯煲中，加適量水。

2. 按「功能」鍵，選擇煮粥功能。

3. 按「預約」鍵，設定預約時間。比如，現在是晚上 11 點，若想在第二天早上 7 點吃粥，便要將預約時間設定為 8 小時。需注意，這個預約時間為預約時到煮好粥的時差，而不是到開始煮粥的時差。

● **你吃的粥有增稠劑嗎？**

增稠劑是一種食品添加劑，加了添加劑的粥不用煮很久都會很黏稠。雖然符合法律許可使用的食品添加劑對人體無害，但還是應該儘量少用。最好的辦法是自己煮粥，那些經常在外用餐的人，一定要警惕粥裏是否含有增稠劑。

一般來說，添加了增稠劑的粥，粥湯透明、黏稠，但米粒稀少，也沒有米香味。這樣的粥吃起來滑溜溜，口感風味與小火慢熬出來的粥相差甚遠。如果在外面吃的粥裏米少湯多又很黏稠，很可能是加了增稠劑。

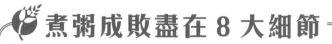

煮粥成敗盡在 8 大細節

甚麼是粥？「見米不見水，非粥也；見水不見米，非粥也，必使水米柔膩為一，然後方為粥。」美食家袁枚的話道盡了粥的精髓。煮粥幾乎每個人都會，但如何煮得好吃、香滑，便要掌握一定的技巧。米的選擇和淘洗，以及火候的掌握等都很重要。

細節 1：選米

要選新米，新米煮出來的粥更加軟糯香濃。

如何辨別新米？

新鮮大米光滑圓潤，富有膠質光澤，米粒背溝留皮很少。如米粒表面有縱向溝紋，表示加工精度不高，或存放時間過長。

如何辨別用食用油拋光的米？

首先用鼻子聞，如果是劣質米或黴變米，會聞到很重的陳腐氣味；再用手揉搓，米粒會沾手，更甚的手上會沾油漬。

細節 2：淘米

淘米是煮一鍋好粥的重要一環。淘米時最好用涼水淘洗；水量不可過多；不宜長時間浸泡；淘洗次數不宜多，1～2 次讓雜質釋出，然後倒掉淘米水。浸泡、淘洗過多，容易使米中的維他命流失。

細節 3：浸泡

浸過水的米更能充分吸收水分，使煮出來的粥更加黏稠，還能縮短煮粥時間。此外，除了米需要提前浸泡外，豆類等也需要提前浸泡。

細節 4：攪拌

煮粥期間，攪拌是煮出靚粥的關鍵。其技巧是，米剛下鍋用力攪拌幾下；小火煮約 20 分鐘，再朝一個方向不斷攪。這會使米粒更飽滿，粥更黏稠。

⑤ 細節 5：把握火侯

煮粥對火侯有要求。通常大火煮沸後轉小火慢熬至粥熟，這樣能夠煮出食材中的營養，使之更易被人體吸收，口感也更好。

在粥燒開前，火越大越好，這樣米更容易開花。但當煮沸以後，火侯要減小，在小火與大火之間（保持粥開但是湯不溢出的狀態）。米粒受熱均勻，且有足夠的力度碰撞摩擦，米粒就會慢慢糊化，湯逐漸變濃稠。這樣既能避免火太大導致米油焦化發黃，又不會因為火太小無法使粥糊化。

⑥ 細節 6：掌控時間

煮粥時間要掌握好。有人認為煮粥時間越長，味道越好，營養價值越高。其實不然，長時間熬煮，會讓澱粉轉化為糊精，雖然易於消化吸收，但也易導致血糖快速升高。但是，對於兒童及消化吸收能力差的人，煮粥的時間長一些更好。

⑦ 細節 7：加油加鹽

煲鹹粥時，米洗淨後最好先用少許鹽、油拌過，鹽會使粥易熟、綿滑，油可促進米粒軟爛成粥。加鹽不加油則粥偏清淡，加鹽加油則甘濃香甜。

⑧ 細節 8：底料分煮

輔料和粥一般要分開煮熟，再放在一起熬煮片刻，時間以不超過 5 分鐘為宜。這樣熬出的粥清爽而不混濁，每樣東西的味道都熬出來，特別是輔料為肉類及海鮮時，更應分開煮。常見的輔料有皮蛋、瘦肉、魚片、蝦仁、蔬菜、乾果等。

● 煮粥不宜加鹼

煮粥時加鹼能增加黏稠度和順滑的口感，但鹼是大多數維他命的天敵，尤其維他命 B 雜在鹼性環境裏更易被破壞，而穀類是人們獲取維他命 B 雜的重要來源。不僅如此，穀類中的某些抗氧化成分也容易被鹼破壞。因此從營養保健的角度來說，粥裏不宜加鹼。

🌾 煮粥好拍檔

　　煮粥時，加入一些煮粥「好拍檔」，可以讓粥更香甜美味。想讓粥更香，可以加點堅果，如花生、核桃、黑芝麻等；想增加粥的甜香味道，可以加點紅棗、葡萄乾、桂圓、蓮子等。注：以下食材的熱量均以 100 克可食用計。

花生

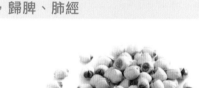

- 🌾 營養素：維他命 E、亞油酸
- 🌾 功效：延緩衰老、健腦益智
- 🌾 不宜人群：患膽道疾病或膽囊切除者

| 熱量：574 千卡 | 歸經：性平，味甘，歸脾、肺經 |

蓮子

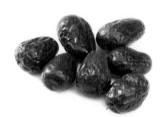

- 🌾 營養素：生物鹼、澱粉
- 🌾 功效：強心降壓、滋養補虛、止遺澀精
- 🌾 不宜人群：大便乾燥者

| 熱量：350 千卡 | 歸經：性平，味甘、澀，歸心、腎、脾經 |

紅棗

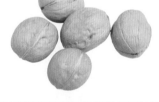

- 🌾 營養素：維他命 B 雜、膳食纖維
- 🌾 功效：補脾和中、益氣生津、養血安神
- 🌾 不宜人群：胃潰瘍患者

| 熱量：276 千卡 | 歸經：性溫，味甘，歸脾、胃、心經 |

核桃

- 🌾 營養素：不飽和脂肪酸、維他命 E
- 🌾 功效：健腦益智、烏髮養顏、緩解疲勞
- 🌾 不宜人群：便溏泄瀉者

| 熱量：646 千卡 | 歸經：性溫，味甘、澀，歸腎、肺、大腸經 |

黑芝麻

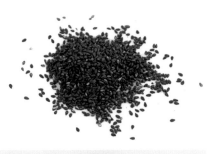

- 營養素：維他命 E、亞油酸
- 功效：補肝腎、益精血、潤腸燥
- 不宜人群：哮喘、慢性腸炎、便溏腹瀉者

熱量：559 千卡	歸經：性平，味甘，歸肝、腎、大腸經

番薯

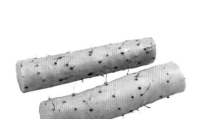

- 營養素：胡蘿蔔素、膳食纖維
- 功效：通便排毒、防癌抗癌、減肥瘦身、益壽養顏
- 不宜人群：胃潰瘍患者、胃酸過多者

熱量：102 千卡	歸經：性平，味甘，歸脾、胃、大腸經

山藥

- 營養素：皂苷、黏液蛋白
- 功效：健脾補肺、固腎益精
- 不宜人群：感冒及大便燥結者

熱量：57 千卡	歸經：性平、味甘，入脾、肺、腎經

桂圓乾

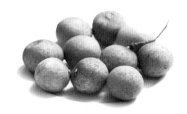

- 營養素：鐵、葡萄糖
- 功效：益心脾、補氣血、安神
- 不宜人群：糖尿病及腎病患者

熱量：277 千卡	歸經：性溫，味甘，歸心、脾、肝、腎經

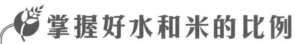

掌握好水和米的比例

　　煮一碗美味可口的粥，很重要的一點是水和米的比例。這取決於你喜歡吃稠一點的粥還是稀一點的粥，兩種粥加水的分量都不同。有人喜歡吃軟爛些，有人喜歡吃較有顆粒感，所以沒有一個統一標準。一般蒸米飯時，水和米的比例是 2：1，要是煮粥就要加多些水了。

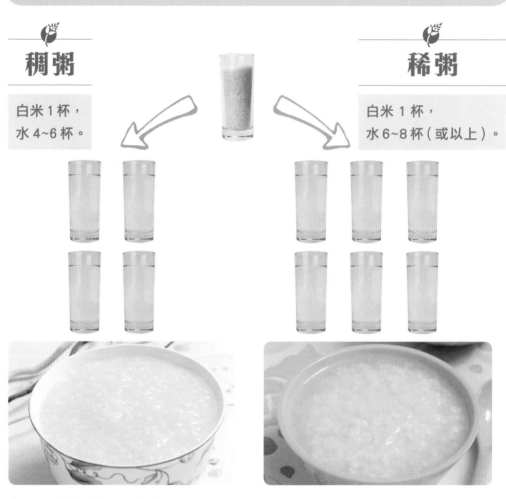

稠粥

白米 1 杯，
水 4~6 杯。

稀粥

白米 1 杯，
水 6~8 杯（或以上）。

嬰幼兒的多倍粥

　　嬰幼兒食用的粥跟成人有較大分別，在不同階段會加入不同分量的水來煮粥。通常有十倍粥、七倍粥，五倍粥等。即煮粥時加入的水量是米量的 10 倍、7 倍和 5 倍等。

注：(1) 本書每道粥膳的分量適合 2 ～ 4 人食用。(2) 水的單位換算：1 克 =1 毫升。
　　(3) 對於高湯，因其濃度不同，重量和體積也不同，應根據實際情況來添加。

糖尿病患者如何健康吃粥

一般認為糖尿病患者最好不要經常吃粥,因為大米中的澱粉經熬煮後會分解,導致吃粥後血糖快速升高。但是,只要掌握以下技巧,糖尿病患者還是可以適當吃點五穀雜糧粥的。

糖尿病患者不能吃粥的情況

· 血糖控制不好的時候,不要吃粥。

· 最好別吃白粥。吃白粥後,血糖會快速上升。而且白粥消化速度快,血糖水平會跟着快速下降,容易感到饑餓,不利於控制血糖。

血糖控制平穩時也可以吃粥,但要注意以下幾點:

吃粥前吃固體

吃進去的食物被轉化成營養之前,需要經過食道和胃。胃會把食物研磨,讓其成為食糜後進入小腸,在小腸內消化,進而使營養經血液送至全身。在這過程中,葡萄糖使糖尿病患者的血糖升高。若能讓粥在胃內多留些時間,升高血糖的速度便會減慢。建議在吃粥前,先吃一些固體食物,如雜糧餅、青菜。這樣可以延長粥在胃內的停留時間,進而減慢血糖升高的速度。

粥要慢慢吃

很多糖尿病患者為了儘快把粥吃完,會轉着碗一口接一口地吃。這樣一來,粥迅速經過上消化道,變成食糜進入小腸被消化吸收,血糖隨之快速升高。如果我們慢慢吃,被消化吸收的粥量就會減少,血糖上升的速度自然減慢。

煮白米粥時加粗糧

白米粥是所有粥之中升糖指數最快的一種,如果做成雜糧雜豆粥就不一樣。建議糖尿病患者做粥時,加入一些豆類,並配合燕麥、大麥、糙米等富含膳食纖維的食材。建議可以吃山藥黑米粥,山藥有助平穩血糖。

煮粥別太爛 時間別太長

煮粥的時間越長,粥煮得越爛、越黏稠,澱粉糊化程度越高,被人體吸收後,升高餐後血糖的速度就越快。因此,糖尿病患者在煮粥時可選擇不同的食材,分次序放入,不耐煮的食材最後放,避免煮得太爛。

🌾 吃粥也有禁忌 ————

粥膳雖是滋補之物，卻並非多多益善。食用粥膳要把握有度，必須定下吃粥的禁忌。這樣方可補益身體，達致養生功效。

ⓦ 三餐不能總吃粥

適當吃粥確實對身體有益，但不可一日三餐都喝。粥屬半流食，「不耐飽」，吃完覺得飽了，但很快又餓了。如果每餐都只是吃粥，長此下去，會因熱量攝入不足而導致營養不良。所以三餐的主食最好是米飯、麵條、饅頭、包子、粥膳等不時轉換，這樣營養更全面。

ⓦ 粥不宜太燙

常吃太燙的粥，會刺激食道，不僅損傷食道黏膜，還會引起食道發炎，造成黏膜壞死。時間長了，甚至可能會誘發食道癌。

ⓦ 孕媽媽忌吃薏米粥

薏米雖然營養豐富，但並不適合孕媽媽，特別是孕早期及孕晚期的準媽媽食用。因為薏米中的薏仁油有促進子宮收縮的作用，可能導致流產，故孕媽媽應慎食。

ⓦ 反流性胃炎患者不宜長期及大量吃粥

粥不用經過大量咀嚼與胃部蠕動即可快速進入小腸，分解為各種營養成分，被人體吸收利用，這樣就大大降低了腸胃的負擔。因此，有指吃粥能養胃。隨着現代生活質素提高，人吃得好，吃得細，很多食材本身已是加工製品。如果這時再吃容易消化、呈酸性的粥，會導致胃酸大量分泌，對於胃酸倒流患者來說，反而是火上加油。

對胃酸倒流患者來說，不建議進食過多流質食物，宜進食半流質或固體食物。而胃酸分泌過多的消化性潰瘍患者也要減少吃粥的次數，以免刺激胃酸過多分泌。

ⓦ 老幼、體寒者不宜吃冰粥

冰粥是夏天飲食的絕妙配搭，但它不適合體質寒涼、虛弱的老人及孩童。因為冰粥吃多了不僅會使人的汗毛孔閉塞，導致代謝廢物不易排泄，還有可能影響腸胃功能。

家常

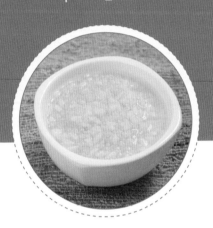

養生

Part 1

原味五穀雜糧粥
——粗細配搭提高營養價值

補中益氣 健脾和胃

大米（白米）

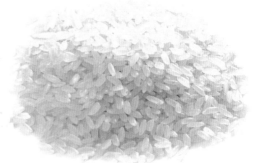

性味：性平，味甘
歸經：歸脾、胃經

巧妙配搭

大米＋豆類

豆類中的賴氨酸、色氨酸可彌補穀類中氨基酸的不足，提高蛋白質的營養價值。

大米＋山藥

山藥含黏液蛋白，健脾益胃，與大米配搭可和五臟，助消化。

養生煮法

大米煮粥時不宜放鹼，否則會破壞其所含的維他命 B 雜。

人群宜忌

宜 一般人均可食用，尤其適合體虛者、產婦、老人、嬰幼兒等消化能力較弱者。

忌 糖尿病患者不宜用純大米煮粥吃。

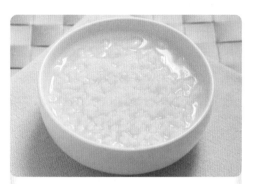

大米粥

和胃健脾 清肺止渴

材料　大米 100 克。

做法

1. 大米洗淨，用水浸泡 30 分鐘。
2. 鍋內倒入清水燒開，放入大米大火煮沸，轉小火煮 30 分鐘至米粒開花。

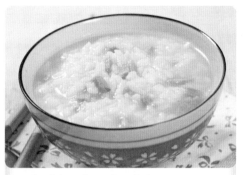

番薯大米粥

益氣健脾 開胃消食

材料　大米 100 克，番薯 150 克。

做法

1. 番薯洗淨，去皮，切小塊；大米洗淨，用水浸泡 30 分鐘。
2. 鍋內加清水燒開，放大米，大火煮後轉小火煮 20 分鐘，放番薯煮至米粒開花，番薯熟透即可。

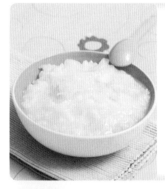

雪耳大米粥　潤肺止咳 養心安神

材料　大米 100 克，乾百合、乾雪耳各 5 克，冰糖 5 克。

做法

1. 大米洗淨，用水浸泡 30 分鐘；乾雪耳泡發，洗淨，去硬蒂，撕小朵；乾百合洗淨，泡軟。
2. 鍋內加清水燒開，加大米、百合、雪耳大火煮滾，轉小火煮至黏稠，加冰糖煮融即可。

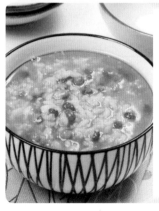

薏米綠豆粥　清暑解毒

材料　大米 50 克，綠豆、薏米各 30 克。

做法

1. 綠豆、薏米洗淨，浸泡 4 小時；大米洗淨，用水浸泡 30 分鐘。
2. 鍋內倒入清水大火燒開，加綠豆和薏米煮沸，轉小火煮至六成熟時，放入大米，大火煮沸後轉小火，煮至米爛粥稠即可。

益氣補脾 和胃安眠

小米

性味：性涼，味甘、鹹
歸經：歸脾、胃、腎經

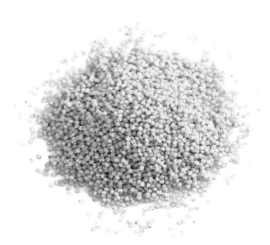

◎ 巧妙配搭

小米 + 牛奶

小米含有豐富色氨酸，有安眠功效，與同樣可安眠的牛奶配搭能鎮靜催眠。

小米 + 生蠔

小米滋養腎氣效果佳，生蠔含鋅，能強腎固精，兩者配搭能起養腎護腎作用。

◎ 養生煮法

小米煮粥不宜過於稀薄。避免用冷水煮小米，否則水中的氯在煮時會破壞維他命 B_1。

● 人群宜忌

宜 一般人均可食用，尤其適合產婦、老人及失眠、身體虛弱者。

忌 脾胃虛寒者不宜多食。

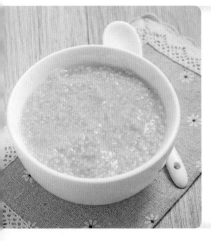

小米粥 益氣和胃

材料　小米 100 克。

做法

1. 小米洗淨。
2. 鍋內加清水燒開，加入小米，大火煮滾後轉小火，煮至小米開花。

功效：小米煮成粥營養豐富，有「代參湯」的美稱。小米含鐵、維他命、膳食纖維等，有益氣和胃、健脾補虛功效。

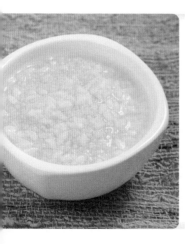

二米粥 補脾養胃

材料　小米、大米各 50 克。

做法

1. 小米和大米分別洗淨，大米浸泡 30 分鐘。
2. 鍋內倒清水燒開，加大米、小米煮至米爛粥稠即可。

<u>功效</u>：大米和小米配搭煮粥，有養胃健脾、潤燥養肺功效。

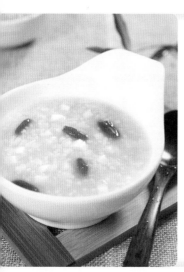

山藥二米粥 健胃除濕

材料　小米、糯米各 50 克，山藥 100 克，枸杞子 10 克。

做法

1. 枸杞子洗淨；糯米洗淨，用水浸泡 4 小時；小米洗淨；山藥洗淨，去皮，切塊。
2. 鍋內放入清水燒開，放小米、糯米、山藥，大火煮滾後轉小火煮 40 分鐘，加枸杞子煮 10 分鐘。

<u>功效</u>：小米可滋陰養血，預防消化不良；山藥有利脾胃消化吸收。配搭糯米、枸杞子一起煮粥，可健胃除濕、和胃安眠。

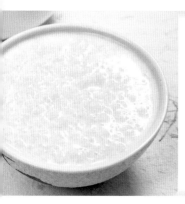

牛奶二米粥 養心安眠

材料　大米、小米各 50 克，牛奶 200 克，白糖 5 克。

做法

1. 大米、小米分別洗淨，大米浸泡 30 分鐘。
2. 鍋內加入清水煮沸，放入大米和小米，先用大火煮至米脹開，轉小火煮成粥，加牛奶，並不停攪拌，加白糖，再煮 1 分鐘即可。

消渴止瀉 滋補禦寒

糯米

性味：性溫，味甘
歸經：歸脾、胃、肺經

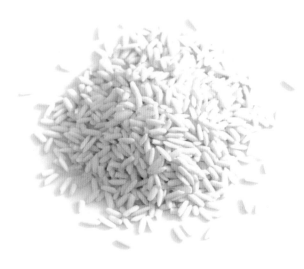

巧妙配搭

糯米＋紅豆

改善脾胃功能，消水腫。

糯米＋蓮子

幫助骨骼發育，益氣和胃。

養生煮法

糯米中的澱粉大部分是支鏈澱粉，加熱後會糊化，容易消化吸收。但是，糯米粥一旦冷卻則不易消化。因此煮後應保溫，最好趁熱吃，涼後食用口感較硬。

人群宜忌

宜 體虛自汗、盜汗、多汗、血虛、頭暈眼花的人宜食；適宜肺結核、神經衰弱、病後產後食用。

忌 濕熱痰火偏盛者忌食；發熱、咳嗽痰黃、腹脹者忌食；糖尿病患者不食或少食；脾胃虛弱者不宜多食；老人、小孩慎食。

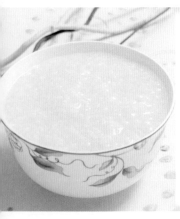

糯米粥 補氣益胃 益肺止咳

材料 糯米 100 克。

做法

1. 糯米洗淨，用水浸泡 4 小時。
2. 鍋內倒入清水燒開，加入糯米，煮滾後轉小火慢煮至熟即可。

功效：糯米可補脾胃、益肺氣，還可緩解氣虛，對由於氣虛導致的盜汗、氣短、乏力等症狀可收改善作用。

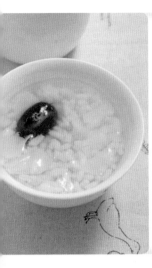

百合糯米粥 補中益氣 安神助眠

材料 糯米 100 克，鮮百合 15 克，紅棗 3 顆，白糖 5 克。

做法

1. 鮮百合剝開，洗淨；糯米洗淨，用水浸泡 4 小時；紅棗洗淨，去核。
2. 鍋內加清水燒開，加入糯米和紅棗，大火煮滾後轉小火。煮 40 分鐘至粥熟爛，加入百合繼續煮 10 分鐘，加白糖攪勻即可。

功效：百合和糯米煮粥同食有補中益氣、健胃養脾、安神等功效。

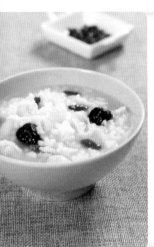

雪耳蓮子糯米粥 滋陰補氣

材料 糯米 100 克，蓮子 30 克，乾雪耳、枸杞子各 5 克，紅棗 6 顆，冰糖 10 克。

做法

1. 蓮子、糯米洗淨，用水浸泡 4 小時；乾雪耳泡發，洗淨，去硬蒂，撕小朵；紅棗洗淨，去核；枸杞子洗淨。
2. 鍋內加清水燒開，放蓮子、糯米、雪耳和紅棗，大火煮滾轉小火煮。
3. 煮 40 分鐘至粥黏稠，加枸杞子、冰糖煮 5 分鐘至冰糖融化即可。

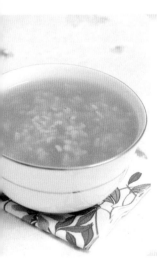

高粱紅糖糯米粥 祛濕消積

材料 高粱米 50 克，糯米 100 克，紅糖 10 克。

做法

1. 高粱米、糯米分別洗淨，用冷水浸泡 3 小時，撈出，瀝乾水。
2. 鍋中加清水燒開，放入高粱米、糯米，用大火煮滾。
3. 改小火煮 40 分鐘，加入紅糖，繼續煮 5 分鐘即可。

功效：高粱米可輔助治療脾虛濕困、濕熱下痢、小便不利等症，還能和胃、消積、溫中；糯米可滋陰潤燥；紅糖可補血、潤心肺、和中助脾。

健脾補肺 清熱利濕

薏米

性味：性涼，味甘、淡
歸經：歸脾、肺、胃經

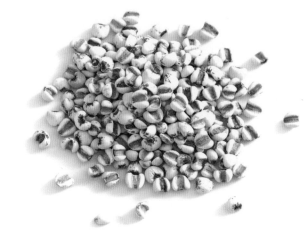

🌀 巧妙配搭

薏米 + 山藥

薏米和山藥同食能補氣健脾，緩解身體疲倦無力、脾胃虛弱等不適。

薏米 + 冬瓜

薏米和冬瓜均有除濕利尿的功效，有助排出體內多餘水分，夏天食用還可消暑。

🌀 養生煮法

薏米粥一次不宜食用太多，否則易促使人體排出過多水分，使體內鈉鉀失衡。

● 人群宜忌

宜 一般人均可食用，尤其適合體弱人士。

忌 薏米的化濕滑利或會誘發流產的可能，所以孕媽媽，特別是孕早期和孕晚期應該慎食；遺精、遺尿患者也不宜多食。

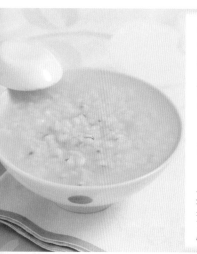

大米薏米粥　健脾利濕 清熱排膿

材料　大米、薏米各 50 克。

做法

1. 薏米洗淨，用水浸泡 4 小時；大米洗淨，用水浸泡 30 分鐘。
2. 鍋內倒入清水燒開，加入薏米，大火煮滾後轉小火煮 30 分鐘，再加入大米煮 30 分鐘至粥軟糯即可。

<u>功效</u>：薏米有健脾利濕、清熱排膿的功效，配搭大米煮成粥，可用於脾虛泄瀉、水腫、腳氣、關節疼痛、腸癰等不適。

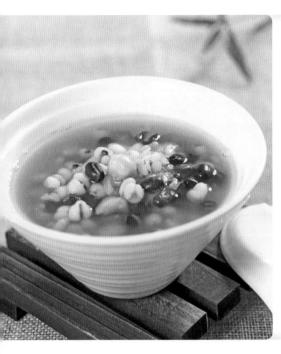

粟米薏米粥

益心養神 健脾益腎

材料　粟米粒、薏米各 50 克；紅豆、糯米各 30 克。

做法

1. 將所有材料洗淨，薏米、紅豆、糯米分別浸水泡 4 小時。
2. 鍋內加入清水燒開，加入所有材料，大火煮滾後轉小火。
3. 煮 1 小時，至米爛粥熟即可。

功效：薏米利水滲濕；黃色的粟米有補脾益心的功效；紅豆清心養神，健脾益腎。配搭一起煮粥同食，具補心功效。

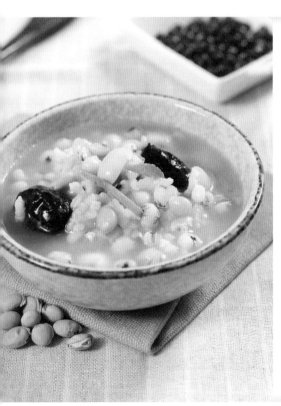

白扁豆薏米粥

健脾和胃 養心安神

材料　白扁豆、蓮子各 25 克；薏米 50 克，紅棗 6 顆，陳皮 3 片，大米 30 克。

做法

1. 白扁豆、蓮子、薏米洗淨，用水浸泡 4 小時；大米洗淨，用水浸泡 30 分鐘；紅棗洗淨，去核。
2. 鍋內加入清水燒開，除了陳皮外，將所有材料放入鍋內，大火煮滾後轉小火。
3. 煮 50 分鐘後放入陳皮，繼續煮 10 分鐘，煮至粥熟。

功效：此粥健脾和胃、養心安神，對心悸失眠、暑熱傷氣均有輔助治療功效，非常適合脾胃虛弱、食慾減退人士。

調脂減肥 潤腸通便

燕麥

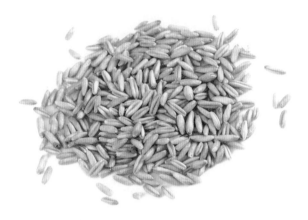

性味：性平，味甘
歸經：歸脾、肝經

巧妙配搭

燕麥 + 冬菇

冬菇含有豐富的維他命 D 和微量元素，具有抗癌功效。燕麥中含有豐富的維他命 E。兩者配搭食用可以防癌、抗衰老。

燕麥 + 木瓜

燕麥含有豐富的維他命 E 和燕麥多醣，能夠美白祛斑。木瓜中的木瓜酶可以提亮膚色。兩者一同食用可以美白養顏。

養生煮法

燕麥應避免長時間高溫熬煮，防止維他命被破壞，煮的時間越長，其營養損失就越大。

人群宜忌

宜 尤其適合高血壓、糖尿病、高血脂、動脈硬化的患者，以及有盜汗、水腫、習慣性便秘的人食用。

忌 胃脹、腹脹者不宜食用；兒童應少食。

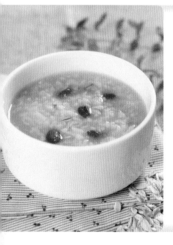

燕麥雙米粥 　安神助眠 降膽固醇

材料 燕麥、小米、糯米各 30 克，枸杞子 5 克。

做法

1. 糯米、燕麥洗淨，用水浸泡 4 小時；小米、枸杞子洗淨。
2. 鍋內倒入清水燒開，加入糯米、燕麥，煮滾後轉小火，期間要適時攪動，煮 15 分鐘後加入小米同煮，至粥熟後加枸杞子稍煮即可。

功效： 這粥具有安神助眠、養胃、減肥、改善血液循環、降低膽固醇等功效。

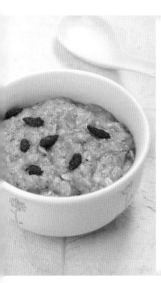

黑芝麻麥片粥 促進人體代謝

材料 大米、黑芝麻各 30 克，燕麥片 50 克，枸杞子、白糖各 3 克。

做法

1. 大米洗淨，用水浸泡 30 分鐘；枸杞子洗淨。
2. 黑芝麻炒至香脆，並打碎成黑芝麻粉，備用。
3. 鍋內倒入清水燒開，放入大米煮成粥，加入燕麥片、枸杞子煮 5 分鐘，加黑芝麻粉、白糖攪勻即可。

功效：燕麥片的膳食纖維含量高，黑芝麻富含維他命 E 和維他命 B_1，一起煮粥食用，營養豐富，還能促進人體代謝。

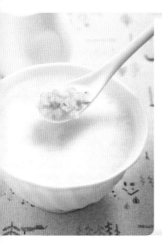

奶香麥片粥 生津止渴 滋潤腸道

材料 牛奶 250 克，燕麥片 50 克，白糖 5 克。

做法

1. 鍋內倒入清水燒開，加燕麥片，大火煮滾後轉小火。
2. 燕麥片煮熟後，加入牛奶攪勻，再次煮滾後調入白糖攪勻即可。

功效：牛奶含蛋白質和鈣等營養素，加上燕麥片煮粥食用，可生津止渴、滋潤腸道、清熱通便、補虛健脾、鎮靜安神。

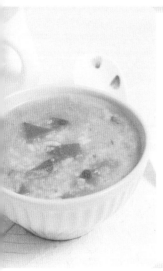

麥片南瓜大米粥 排走毒素

材料 大米 50 克，燕麥片 40 克，南瓜 150 克，冰糖 5 克。

做法

1. 大米洗淨，用水浸泡 30 分鐘；南瓜去皮去瓤，洗淨，切小塊。
2. 鍋內倒入清水燒開，加大米，煮滾後轉小火。
3. 煮 20 分鐘，加南瓜塊、燕麥片和冰糖煮 10 分鐘。

功效：南瓜富含果膠，有助人體排出毒素；燕麥含膳食纖維，能吸收體內的膽固醇並排出體外。兩者煮粥食用能有效排毒，降低膽固醇，對心腦血管病起預防作用。

延緩衰老 降血脂

粟米

性味：性平，味甘
歸經：歸大腸、胃經

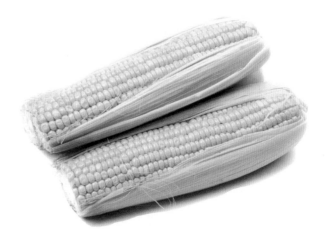

巧妙配搭

粟米 + 雞蛋

減少膽固醇的吸收量。

粟米 + 松子仁

預防心臟病，防癌抗癌。

● **人群宜忌**

宜 一般人均可食用，尤其適合高血
壓、高血脂、糖尿病患者及老人
食用。

忌 遺尿患者慎食。

養生煮法

用新鮮粟米煮粥時，一定不要捨棄胚尖。因為粟米胚尖含有豐富的營養
物質，可促進人體新陳代謝，使皮膚光滑細嫩，延緩衰老。

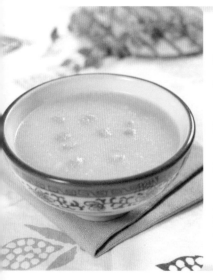

番薯粟米粥 預防乳腺癌和結腸癌

材料　番薯 150 克、粟米粉 70 克。

做法

1. 番薯洗淨，去皮，切小塊。
2. 鍋中倒清水燒開，放入番薯塊大火煮滾後轉小火
煮 20 分鐘。
3. 粟米粉中加少許清水，攪勻後倒入鍋中，用小火
煮熟即可。

功效：這粥能讓致癌物質失去活性，並阻斷胃腸道
中亞硝胺的產生，對抑制乳腺癌和結腸癌的發生有
一定作用。

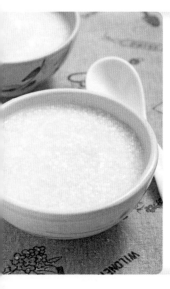

粟米楂粥 促進腸胃蠕動

材料 粟米楂 80 克，粟米粉 30 克。

做法

1. 粟米楂洗淨後用水浸泡 4 小時；取適量粟米粉放入小碗中，加入水攪拌成稀糊狀。
2. 鍋內放清水燒開，加入粟米楂，大火煮滾轉小火。
3. 待粟米楂煮至七成熟，加入調好的粟米粉糊，大火煮滾轉小火，煮熟即可。

功效： 粟米顆粒大、含膳食纖維較多，需要消化系統進行研磨，由此增加了吸收的時間，做成粥就是「腸胃清道夫」。

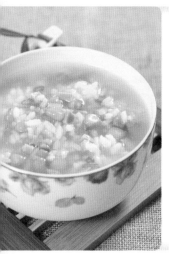

粟米粒粥 降低血液膽固醇濃度

材料 大米 40 克，粟米粒 60 克，火腿、芹菜各 30 克，鹽 3 克。

做法

1. 大米洗淨，用水浸泡 30 分鐘；火腿切件；芹菜洗淨，切碎。
2. 鍋內倒入清水燒開，加入大米，大火煮滾後轉小火煮 40 分鐘，加火腿、粟米粒一同煮約 10 分鐘，加鹽調味，撒芹菜末攪勻即可。

功效： 這粥含亞油酸和維他命 E，可降低血液中的膽固醇濃度，防止其在血管壁上沉積。

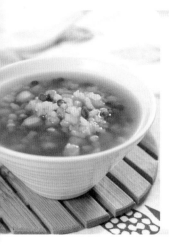

綠豆粟米粥 幫助消化 促進排毒

材料 粟米粒、綠豆各 40 克，糯米 30 克。

做法

1. 將綠豆、粟米粒、糯米洗淨，綠豆、糯米用水浸泡 4 小時。
2. 鍋內倒入清水燒開，加粟米粒、綠豆和糯米，大火煮滾後轉小火，煮約 40 分鐘即可。

功效： 這粥含膳食纖維，可幫助人體消化吸收，促進腸胃蠕動，緩解便秘，吸附腸道中的有害物質並排出。

清熱解毒 解暑利水

綠豆

性味：性涼，味甘
歸經：歸心、肝、胃經

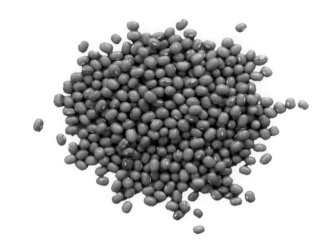

⊘ 巧妙配搭

綠豆＋百合

綠豆對葡萄球菌以及一些病毒有抑制作用，與百合配搭可消暑解毒。

綠豆＋紅豆

綠豆與紅豆均有利水消腫的功效，配搭食用功效更強。

⊘ 養生煮法

煮綠豆粥時最好不要用鐵鍋，因為綠豆皮中含有的單寧遇鐵會產生化學反應，生成黑色的單寧鐵，既影響味道，又不利於人體的消化吸收。

● 人群宜忌

宜 一般人皆可食用，尤其適合高血壓患者。

忌 陽虛體質、脾胃虛寒、泄瀉者慎食。

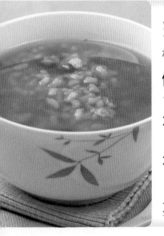

綠豆粥　降火消暑

材料　大米 60 克，綠豆 80 克。

做法

1. 大米洗淨，用水浸泡 30 分鐘；綠豆洗淨，浸水泡 4 小時。
2. 鍋內加適量清水燒開，將綠豆放入鍋中，大火燒開，轉小火煮 30 分鐘。
3. 至綠豆酥爛時，放入大米用中火煮 30 分鐘左右，煮至米粒開花、豆熟即可。

功效：這粥有清熱解毒、降火消暑的功效，適合夏天食用。

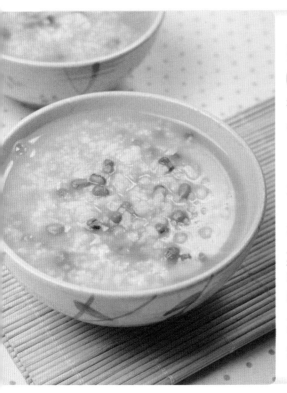

綠豆二米粥

清心安神 除煩助眠

材料 小米 50 克，綠豆、大米各 30 克。

做法

1. 將綠豆洗淨，浸泡 4 小時；小米洗淨；大米洗淨，浸泡 30 分鐘。
2. 鍋內加清水燒開，加入所有食材，大火煮滾後轉小火。
3. 煮 1 小時至米爛豆軟即可。

功效： 小米可養心、安神、助眠，適合失眠或睡眠質素不佳者食用；綠豆清熱降火、清心除煩，適合肝火過旺者食用。兩者和大米配搭做粥，具有清心安神、除煩助眠等功效。

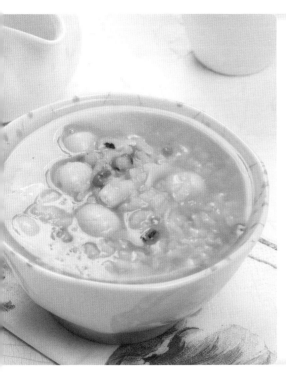

百合蓮子綠豆粥

潤肺止咳 滋陰潤燥

材料 大米 60 克，乾百合 10 克，綠豆 50 克，蓮子 25 克，冰糖 5 克。

做法

1. 大米洗淨，用水浸泡 30 分鐘；乾百合洗淨，泡軟；綠豆、蓮子去芯，洗淨後用水浸泡 4 小時。
2. 鍋內加清水燒開，加入大米、蓮子、綠豆煮滾後轉小火。
3. 煮 50 分鐘後，加入百合、冰糖煮 5 分鐘，至冰糖融化即可。

功效： 這粥可潤肺止咳、清心安神，還有滋陰、延緩衰老的功效。

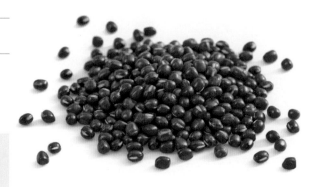

健脾利濕 散瘀血

紅豆

性味：性平，味甘
歸經：歸脾、大腸、小腸經

巧妙配搭

紅豆 + 冬瓜

紅豆中含有豐富的皂苷，有良好的利尿作用，與冬瓜配搭可以利便消腫。

紅豆 + 紅棗

紅豆富含葉酸、蛋白質，與紅棗配搭適合產婦食用，可催乳補血。

養生煮法

紅豆含有脹氣因子，腸胃較弱的人可以在煮紅豆粥時加點鹽，有助減少脹氣。

人群宜忌

宜 適宜水腫、腎炎患者以及產婦食用。
忌 尿頻的人不宜食用。

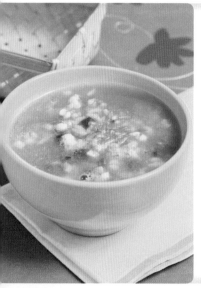

薏米麥片紅豆粥 美白祛斑 益肝補血

材料 薏米、燕麥片各 30 克，紅豆 50 克，大米 20 克，冰糖 5 克。

做法

1. 薏米、紅豆洗淨後用水浸泡 4 小時；大米洗淨，用水浸泡 30 分鐘。
2. 鍋內加清水燒開，加入薏米、紅豆、大米，大火煮滾後轉小火，煮 50 分鐘至粥將熟時，放入燕麥片煮 10 分鐘，加入冰糖煮 5 分鐘，至冰糖融化。

功效：薏米有美白祛斑作用；燕麥片有益肝和胃；紅豆可補充氣血。三者配搭煮粥，具有美白祛斑、益肝補血的功效。

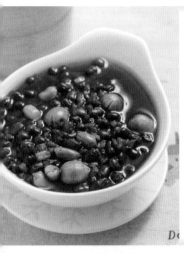

蓮子花生紅豆粥 預防貧血

材料　大米、紅豆各50克，蓮子、花生各30克，紅糖5克。

做法

1. 紅豆、蓮子去芯，洗淨，浸泡4小時；大米洗淨，浸泡30分鐘；花生洗淨。
2. 鍋內加清水燒開，加入紅豆、大米、花生和蓮子，大火煮滾後轉小火煮至粥黏稠，加入紅糖拌勻。

功效：花生和紅豆含豐富的鐵質和優質蛋白質，是合成血色素的重要原料；蓮子有補脾去火的功效。三者配搭煮粥有預防貧血的功效。

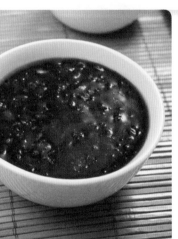

黑米紅豆粥 活血補氣

材料　紅豆50克，黑米60克，紅糖5克。

做法

1. 將紅豆和黑米洗淨，用水浸泡4小時。
2. 鍋內加清水燒開，加入黑米、紅豆，大火煮滾後轉小火。
3. 煮1小時後，加入紅糖攪勻即可。

功效：黑米有滋陰補腎、補中益氣、活血化瘀等功效；紅豆可健脾益胃、通氣除煩、益氣補血。兩者共同煮粥口味清甜軟糯，還具有活血補氣的功效。

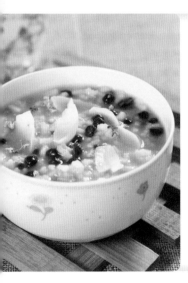

桂花百合紅豆粥 健腎潤肝

材料　糯米、紅豆各50克，乾百合10克，乾桂花3克，冰糖5克。

做法

1. 紅豆、糯米洗淨，浸泡4小時；乾百合、乾桂花洗淨，泡軟。
2. 鍋內加清水燒開，加入紅豆、糯米煮滾後轉小火煮1小時後，加入百合繼續煮10分鐘，待粥黏稠，加入冰糖，煮5分鐘至融化，撒桂花即可。

功效：這粥可以補血益氣、健腎潤肝、利尿消腫，還有健脾止瀉、養心安神的功效。

Part 2

清新菜粥
——維他命、膳食纖維 抗氧作用佳

清熱利濕 止咳祛痰

芹菜

性味：性涼，味辛、甘
歸經：歸肝、胃、膀胱經

⊛ 巧妙配搭

芹菜＋花生

芹菜中的膳食纖維能夠促進膽固醇排出，花生中的菸酸能減低甘油三酯的水平，配搭食用能把低密度脂蛋白降低，有效調節血壓和血脂。

芹菜＋橄欖油

芹菜含有類胡蘿蔔素，橄欖油含有維他命E及不飽和脂肪酸，配搭同食，具有明目護眼、抗癌的作用。

⊛ 養生煮法

一般吃芹菜，多只食用莖部、葉柄，其實芹菜葉中的維他命和礦物質含量比莖柄還要豐富，既可以配搭穀物做粥，也可以加點鹽、麻油涼拌。

● 人群宜忌

宜 糖尿病、高血壓、貧血患者，肝火過旺者宜食。

忌 脾胃虛寒、腸胃不佳者忌食。

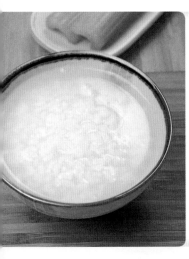

芹菜粥　平肝降壓

材料　大米 100 克，芹菜 50 克。
調料　鹽 3 克，橄欖油適量。

做法

1. 芹菜洗淨後切段；大米洗淨，用水浸泡 30 分鐘。
2. 鍋內加入清水燒開，加入芹菜段，煮 20 分鐘，取芹菜汁。
3. 鍋內加入大米、芹菜汁和適量清水，大火煮滾後轉小火。
4. 煮 30 分鐘後，加鹽調味，滴上橄欖油。

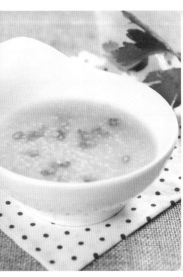

芹菜小米粥　健脾益胃

材料　小米 60 克，芹菜 50 克。

做法

1. 芹菜洗淨，切粗粒；小米洗淨。
2. 鍋內加清水燒開，放小米，大火煮滾後轉小火。
3. 煮 20 分鐘，加入芹菜粒繼續煮 15 分鐘即可。

功效：芹菜有鎮靜安神、平肝降壓、利尿消腫、降脂等作用；小米具滋養功效，可寧心安神、幫助消化。兩者配搭做粥具有低熱量、高纖維的特點，可平肝降壓、健脾益胃、安神養心，尤其適合高血壓、動脈硬化者食用。

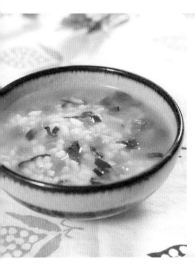

紅蘿蔔芹菜粥　預防過敏

材料　大米 100 克，紅蘿蔔 60 克，芹菜葉 20 克，鹽適量。

做法

1. 大米淘洗乾淨，用水浸泡 30 分鐘；芹菜葉洗淨，切碎；紅蘿蔔削皮，洗淨，切小塊。
2. 鍋內放清水燒開，放入大米煮沸，轉小火熬粥。
3. 紅蘿蔔小塊放粥內同煮，待其熟軟後加鹽調味，關火盛出，再加入洗淨、切碎的芹菜葉即可。

功效：這粥含有 β‐胡蘿蔔素，能幫助預防花粉過敏症、過敏性皮炎等。

潤燥滑腸 清熱除煩

菠菜

性味：性平，味甘
歸經：歸大腸、胃、肝經

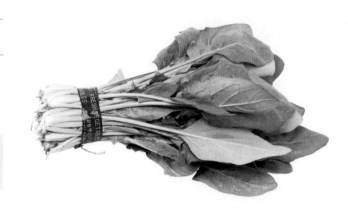

⒧ 巧妙配搭

菠菜 + 海米

補腎壯陽，養血潤燥。

菠菜 + 雞蛋

菠菜中的葉酸可以提高雞蛋中維他命 B_{12} 的吸收率。

● **人群宜忌**

宜 適合高血壓、糖尿病、痔瘡、便血、貧血、夜盲症患者及皮膚粗糙者食用。

忌 腎炎、腎結石患者不宜食用。

⒧ 養生煮法

菠菜含草酸，會影響鈣的吸收；所以用菠菜煮粥時，宜先焯透以減少草酸的含量。

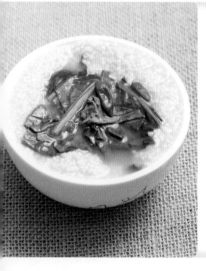

小米菠菜粥 養肝明目

材料 枸杞子 5 克，菠菜 50 克，小米 100 克，雞蛋 1 個。
調料 鹽、麻油各 3 克。

做法

1. 小米洗淨；枸杞子洗淨後泡軟；菠菜洗淨，焯水後切段；雞蛋打散。
2. 鍋內加清水燒開，加入大米，大火煮滾後改小火。
3. 煮 30 分鐘，至米粥黏稠，加入菠菜段、枸杞子繼續煮 5 分鐘。
4. 加入雞蛋液攪勻，加鹽調味，煮至融化，淋上麻油，攪勻即可。

活血化瘀 解毒消腫

小棠菜

性味：性平，味甘、辛
歸經：歸肝、脾、肺經

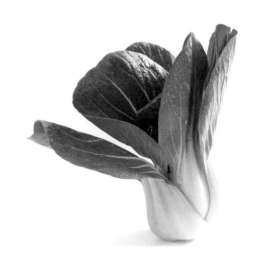

巧妙配搭

油菜 + 冬菇

促進腸道代謝，促進排毒，減少脂肪堆積。

油菜 + 蝦仁

促進人體對蝦仁中鈣質的利用，提高營養價值。

人群宜忌

宜 特別適合患口腔潰瘍、口角濕白、牙齦出血、牙齒鬆動、瘀血腹痛、癌症患者食用。

忌 小兒麻疹後期和痧痘、疔瘡等患者忌食。

養生煮法

油菜的葉比較柔軟，煮粥時宜最後放入，這樣可避免烹調時營養成分的過量流失。

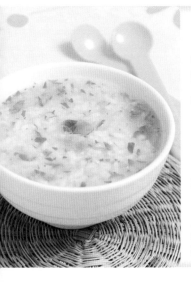

小棠菜大米粥　活血化瘀

材料　大米 100 克，小棠菜 50 克。
調料　鹽 3 克，麻油少許。

做法

1. 小棠菜洗淨切碎；大米洗淨，用水浸泡 30 分鐘。
2. 鍋內加入清水燒開，加入大米，大火煮滾後轉小火。
3. 煮 30 分鐘後，加入小棠菜碎煮 5 分鐘，用麻油、鹽調味即可。

功效：這粥有活血化瘀、養顏美容的作用，適合血瘀體質者食用。

健脾抗衰 預防腫瘤

紅蘿蔔

性味：性平，味甘
歸經：歸脾、肝、肺經

🔥 巧妙配搭

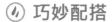

紅蘿蔔 + 冬菇

保護眼睛，抗老化。

紅蘿蔔 + 豬蹄

有助人體更好地吸收膠原蛋白，有抗衰老、抗氧化的功效。

人群宜忌

宜 一般人均可食用，尤其適合夜盲症、乾眼症、冠心病、高血壓患者及皮膚粗糙者食用。

忌 皮膚黃染者慎食。

🔥 養生煮法

煮紅蘿蔔粥時，可以加點油，如怕影響口味，可以和富含油脂的菜餚配搭食用，有利於 β - 胡蘿蔔素被攝入。

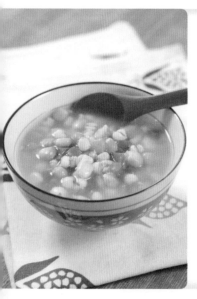

粟米紅蘿蔔粥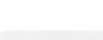

材料　粟米粒 50 克，紅蘿蔔 60 克，大米 100 克。

做法

1. 大米洗淨，用水浸泡 30 分鐘；紅蘿蔔去皮，切塊；粟米粒洗淨備用。
2. 鍋內加適量清水燒開，加入大米，大火煮滾後轉小火煮 30 分鐘後，加入紅蘿蔔和粟米粒煮熟即可。

功效：粟米能幫助腸壁血管擴張，增加腸壁蠕動，加速排毒；紅蘿蔔有健脾和胃、補肝明目、清熱解毒、壯陽補腎等功效，還含有膳食纖維，可加強腸道的蠕動，從而利膈寬腸通便。兩者配搭煮粥，有消食化滯，健脾止痢功效。

五彩素營養粥 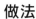 滋養腸胃 滋潤肌膚

材料　大米 100 克，紅蘿蔔、粟米粒、小棠菜各 40 克，冬菇 1 朵，鹽 3 克。

做法

1. 小棠菜洗淨後切碎；紅蘿蔔洗淨後切粒；粟米粒洗淨；大米洗淨，浸泡 30 分鐘；冬菇洗淨，切碎。
2. 鍋內加清水燒開，加入大米、冬菇碎，大火煮滾後轉小火。
3. 煮 20 分鐘後，放入粟米粒、紅蘿蔔粒繼續煮。
4. 煮 10 分鐘後，加入小棠菜碎和鹽，攪勻，煮 5 分鐘即可。

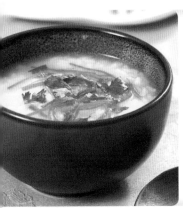

紅蘿蔔粥 保護眼睛健康

材料　紅蘿蔔、大米各 100 克。
調料　薑末 5 克，鹽 3 克，胡椒粉 1 克，芫茜末 10 克。

做法

1. 大米洗淨；紅蘿蔔洗淨，去皮，切絲。
2. 鍋置大火上，加適量清水煮沸，放入大米燒開，轉小火煮 20 分鐘，加入薑末、紅蘿蔔絲煮至粥黏稠，加入鹽和胡椒粉調味，撒上芫茜末即可。

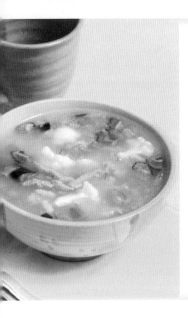

雜錦糙米粥 通便排毒 防治便秘

材料　糙米 100 克，蘑菇、椰菜花、紅蘿蔔、西蘭花各 50 克。
調料　葱段 5 克，鹽 3 克。

做法

1. 糙米洗淨後用水浸泡 4 小時；蘑菇洗淨，切塊；紅蘿蔔洗淨，切粒；西蘭花洗淨，切小件；椰菜花洗淨，切碎。
2. 鍋內加清水燒開，加糙米煮滾後轉小火，煮 40 分鐘後，加蘑菇塊、紅蘿蔔粒、西蘭花和椰菜花煮熟，加鹽、葱段即可。

功效：這粥富含膳食纖維，可促進腸道蠕動，有通便防癌、改善便秘的功效。

南瓜

性味：性溫，味甘
歸經：歸脾、胃、肺經

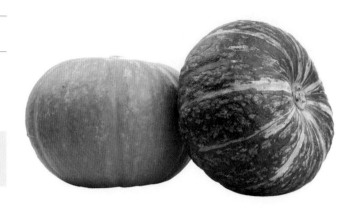

⑪ 巧妙配搭

南瓜 + 蝦

美膚，明目，消除疲勞。

⑪ 養生煮法

使用南瓜時，要把其當成主食的一部分，也就是說進食南瓜的同時應適當減少主食量。如果挑選的是切開的南瓜，最好選擇果肉顏色呈深黃色、肉厚、切口新鮮。

● 人群宜忌

宜 南瓜對防治糖尿病、高血壓都有幫助，也是肥胖者的理想減肥食品；南瓜是很好的暖胃食品，體寒者可以多食。

忌 胃熱熾盛、氣滯中滿、濕熱氣滯、皮膚黃染、氣滯濕阻者忌食。

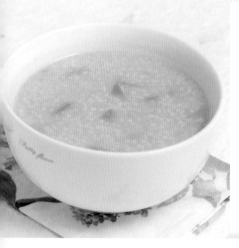

南瓜小米粥 保護胃腸黏膜

材料 南瓜、小米各 100 克。

做法

1. 南瓜去皮去瓤，洗淨，切小塊；小米洗淨。
2. 鍋內加適量清水燒開，加入南瓜塊、小米，煮滾後轉小火。
3. 煮 30 分鐘至黏稠即可。

功效：南瓜含有豐富的果膠，可以保護胃腸黏膜，使其免受粗糙食品刺激，促進潰瘍癒合，適宜消化潰瘍患者。

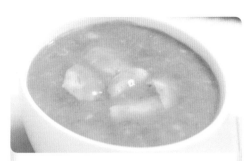

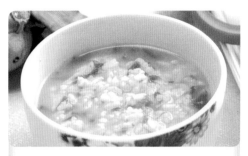

百合南瓜粥

補脾養胃

材料　南瓜 250 克，糯米粉 100 克，鮮百合 20 克。

做法

1. 鮮百合剝開，洗淨；南瓜去皮去瓤，洗淨，切小塊。
2. 鍋內加清水燒開，加糯米粉、南瓜塊煮至黏稠，再加鮮百合稍煮即可。

南瓜牛奶大米粥

增強體質

材料　大米、南瓜各 100 克，牛奶 80 克。

做法

1. 大米洗淨，浸水泡 30 分鐘；南瓜去皮去瓤，洗淨，切塊，蒸熟，碾成泥。
2. 鍋內放入大米和清水煮成爛粥，加入南瓜泥拌勻，再放入牛奶攪勻即可。

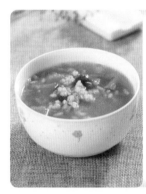

栗子蕎麥南瓜粥　**益氣補脾 強健筋骨**

材料　蕎麥 50 克，南瓜 100 克，大米、栗子肉各 40 克。

做法

1. 南瓜去皮去瓤，洗淨，切小塊；蕎麥洗淨，浸泡 4 小時；大米洗淨，浸泡 30 分鐘；栗子肉洗淨，掰小塊。
2. 鍋內加清水燒開，加蕎麥、大米、栗子肉，大火煮滾後轉小火煮 40 分鐘，加南瓜塊煮至米爛粥熟即可。

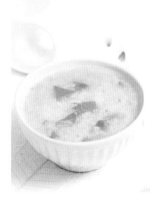

麥片南瓜粥　**助膽固醇排出體外**

材料　燕麥片 30 克，大米 50 克，南瓜 100 克。

做法

1. 南瓜去皮去瓤，洗淨，切小塊；大米洗淨，用水浸泡 30 分鐘。
2. 鍋內加清水，加入大米，大火煮滾後轉小火，煮 20 分鐘後，加入南瓜塊，小火煮 10 分鐘，再加入燕麥片，繼續用小火煮 5 分鐘即可。

清熱生津 涼血散瘀

蓮藕

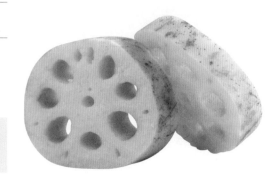

性味：生食性寒，熟食性平，味甘
歸經：歸心、脾、胃經

巧妙配搭

蓮藕 + 豬肉

健胃壯體。

蓮藕 + 百合

潤肺，止咳，安神。

人群宜忌

宜 一般人均可食用，尤其適宜高血壓、肝病、缺鐵性貧血患者和營養不良者。

忌 生藕性偏寒，脾虛胃寒者、易腹瀉者不宜生吃蓮藕，可以吃熟藕。

養生煮法

　　長時間燉煮蓮藕，最好選用陶瓷或不銹鋼器皿，避免用鐵鍋、鋁鍋，也儘量別用鐵刀切蓮藕，以減少氧化。

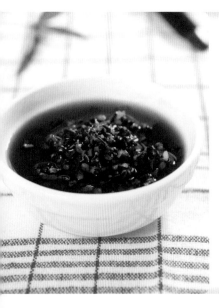

藕香黑米粥　補血補虛 潤膚養顏

材料　黑米、紫米各 40 克，蓮藕 80 克，冰糖 5 克。

做法

1. 將黑米和紫米洗淨，浸水泡 4 小時；蓮藕去皮，洗淨，加適量飲用水並用攪拌機打成汁。
2. 鍋內加蓮藕汁和少量清水燒開，加入黑米和紫米，大火煮滾轉小火，煮 1 小時後加入冰糖煮至冰糖融化即可。

功效：黑米具有清除自由基、抗氧化等功能；蓮藕能強健胃黏膜；紫米具養肝、養顏、潤膚等功效。三者煮粥食用可調節體內循環，平衡免疫力，潤膚養顏。

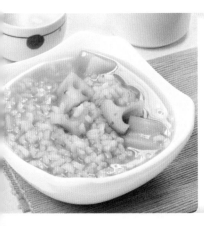

甜藕粥 健脾止瀉 開胃助食

材料　蓮藕 100 克，糯米 80 克，冰糖 5 克。

做法

1. 將蓮藕去皮，洗淨，切小塊；糯米洗淨後用水浸泡 4 小時。
2. 鍋內加清水燒開，加糯米、蓮藕塊，大火煮滾後轉小火煮 40 分鐘，加冰糖煮 5 分鐘，至冰糖融化即可。

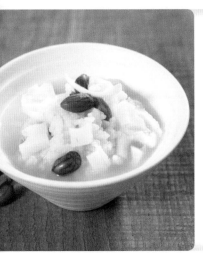

花生百合蓮藕粥 滋潤皮膚

材料　鮮百合 50 克，花生仁 30 克，蓮藕、大米各 100 克，冰糖適量。

做法

1. 鮮百合剝開，洗淨；蓮藕去皮，洗淨後切件；大米洗淨，用水浸泡 30 分鐘；花生仁洗淨。
2. 鍋內加適量清水，加入大米和花生仁，大火煮滾轉小火煮 20 分鐘，加蓮藕繼續煮 15 分鐘，加百合、冰糖再煮 5 分鐘即可。

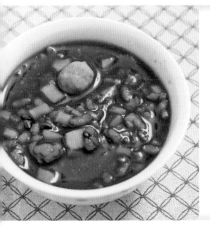

蓮子香藕二米粥 潤肺養胃

材料　蓮藕 100 克，紫米、糯米各 50 克，蓮子 25 克，冰糖 5 克。

做法

1. 蓮子、紫米、糯米洗淨，浸泡 2 小時；蓮藕去皮，洗淨，切件；蓮子去芯。
2. 鍋內加清水燒開，加入蓮子、紫米、糯米，大火煮滾轉小火煮 30 分鐘，加入蓮藕煮 20 分鐘，加入冰糖煮 5 分鐘，至冰糖融化即可。

補脾養胃 生津益肺

山藥

性味：性平，味甘
歸經：歸肺、脾、腎經

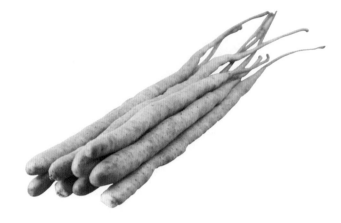

⟨⟩ 巧妙配搭

山藥 + 鴨肉

有滋五臟之陰、清虛勞之熱等作用。

山藥 + 紅棗

山藥健脾胃、補腎氣，紅棗補血，配搭食用可輔治脾胃虛弱、腎氣虧損等。

● 人群宜忌

宜 腹瀉、病後虛弱及慢性腎炎患者可多食。

忌 感冒患者；大便燥結者。

⟨⟩ 養生煮法

煮山藥的時間最好不要過長，久煮容易使山藥中所含的澱粉酶遭到破壞，降低其健脾、助消化的功效。

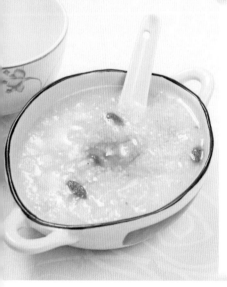

山藥二米粥 養胃健脾 防治便秘

材料 山藥100克，小米50克，大米30克，蜂蜜適量。

做法

1. 山藥去皮，洗淨，切小件；小米洗淨；大米洗淨，用水浸泡30分鐘。
2. 鍋內加清水燒開，加入小米和大米，大火煮滾後轉小火，煮30分鐘至粥黏稠，放入山藥，煮10分鐘至粥熟，涼溫後加蜂蜜調味即可。

功效： 山藥含有澱粉酶等物質，有利於消化吸收，還可以促進腸蠕動，可防治便秘，促使體內脂肪和雜物排出，與小米、大米煮粥食用，可養胃護胃。

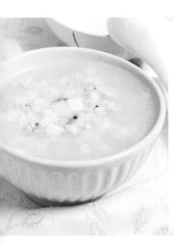

黃芪山藥薏米粥 利水除濕

材料 薏米、大米各 50 克，山藥 100 克，黃芪 5 克。

做法

1. 薏米洗淨，用水浸泡 4 小時；大米洗淨，用水浸泡 30 分鐘；山藥洗淨，去皮，切件；黃芪洗淨，放沸水鍋中煎煮，去渣取汁。
2. 鍋內加黃芪汁和適量清水燒開，加入薏米、大米，大火煮滾後轉小火，煮 30 分鐘，加入山藥，轉小火煮至米爛粥稠即可。

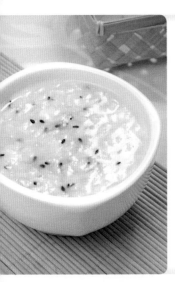

黑芝麻山藥粥 固腎健脾

材料 大米、山藥各 100 克，黑芝麻 10 克，冰糖 5 克。

做法

1. 大米洗淨，用水浸泡 30 分鐘；山藥洗淨，去皮，切小塊。
2. 鍋內加適量清水燒開，加入大米和黑芝麻，煮滾後轉小火。煮 25 分鐘，加山藥塊煮 10 分鐘，放冰糖煮至冰糖融化即可。

功效：山藥健脾、補肺、固腎、降血脂、調理腸胃；黑芝麻可益肝、補腎、養血、潤燥、烏髮。兩者煮粥，有固腎健脾、滋養身體的功效。

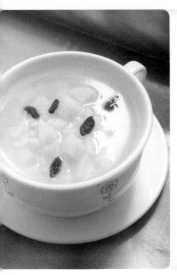

山藥枸杞糯米粥 健脾益胃

材料 糯米 80 克，山藥 100 克，枸杞子 10 克，白糖 5 克。

做法

1. 糯米洗淨，浸水泡 4 小時；山藥洗淨，去皮，切小塊，枸杞子洗淨。
2. 鍋內加適量清水燒開，放入糯米、枸杞子，煮滾後轉小火。煮 40 分鐘至八成熟，加入山藥塊煮至熟，加白糖調味即可。

功效：山藥可健脾益胃、益肺止咳；糯米可補脾胃、益肺氣。兩者配搭食用，健脾益肺的功效更佳，很適合痰濕體質者食用。

調節新陳代謝 降壓降脂

冬菇

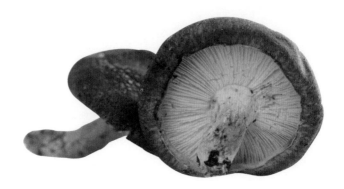

性味：性平，味甘
歸經：歸脾、胃、肝經

巧妙配搭

冬菇 + 黑豆

黑豆能補血明目、補虛烏髮，與冬菇配搭食用，可滋肝益腎、補血明目。

冬菇 + 薏米

薏米是健脾利濕、清熱的佳品，配搭冬菇食用，可以健脾益腎，還可抗癌。

人群宜忌

宜 冬菇尤其適合身體虛弱、久病氣虛、食慾不振的人。

忌 冬菇中嘌呤含量高，痛風患者不宜食用。

養生煮法

煮粥如選用乾冬菇，最好先用溫水將乾冬菇適度泡發，才能將其中所含的鮮味物質釋放出來，但不可浸泡過久，以免流失鮮味物質。

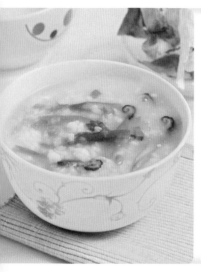

冬菇脆筍粥　抗輻射 助排毒

材料　大米 100 克，蘆筍 50 克，乾冬菇 20 克。
調料　葱末、蒜末各 5 克，鹽 3 克。

做法

1. 大米洗淨，浸水泡 30 分鐘；乾冬菇泡發，洗淨，切絲；蘆筍洗淨，切段。
2. 鍋內加適量清水燒開，加入大米、冬菇絲，大火煮滾後轉小火煮。
3. 另起一鍋置火上，放油燒熱，倒入葱末、蒜末爆香，加入蘆筍段，炒至入味。
4. 將蘆筍段加入稠粥中，熬煮片刻，加鹽調味即可。

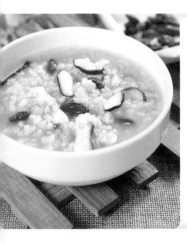

糙米枸杞冬菇鹹粥 平衡免疫力

材料　糙米、大米各 50 克，鮮冬菇 2 朵，枸杞子 5 克，鹽 3 克。

做法

1. 糙米洗淨，浸泡 2 小時；大米洗淨，浸泡 30 分鐘；鮮冬菇洗淨，去蒂，切片；枸杞子洗淨。
2. 鍋內加適量清水燒開，加入大米、糙米大火煮滾，再加冬菇片煮滾，轉小火煮 40 分鐘至糙米軟爛，放入枸杞子，煮 5 分鐘，下鹽調味即可。

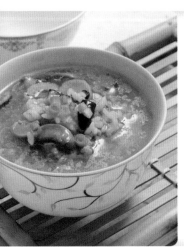

蘑菇冬菇雞粥 強筋骨 抗衰老

材料　蘑菇、鮮冬菇各 40 克，雞肉餡 20 克，大米 80 克。
調料　醬油、葱末各 5 克，料酒 15 克，鹽 3 克。

做法

1. 大米洗淨，浸泡 30 分鐘；蘑菇、鮮冬菇去蒂洗淨，切片；雞肉餡加料酒、醬油，入熱油鍋中炒熟。
2. 鍋內加適量清水燒開，加入大米，煮滾後，轉小火煮成粥。
3. 粥鍋中加蘑菇、冬菇片及鹽，煮約 10 分鐘，下雞肉餡，攪勻，撒葱末即可。

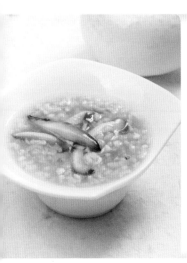

蕎麥冬菇粥 減肥瘦身

材料　大米、蕎麥各 50 克，鮮冬菇 3 朵。

做法

1. 鮮冬菇洗淨，切成絲；大米洗淨，浸水泡 30 分鐘；蕎麥洗淨後浸水泡 4 小時。
2. 鍋內加清水燒開，加入大米和蕎麥，大火煮滾，轉小火煮 30 分鐘，放入冬菇絲，再次煮滾後繼續煮 10 分鐘後即可。

<u>功效</u>：這粥富含膳食纖維及鉀等礦物質，有助於新陳代謝，減肥瘦身時可常喝此粥。

Part 3

鹹香肉蛋粥
——蛋白質和脂肪滋補強身

增強體力 滋陰潤燥

豬肉

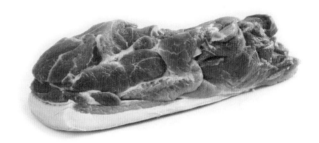

性味：性平，味甘、鹹
歸經：歸脾、胃、腎經

🥣 巧妙配搭

豬肉 + 黑豆

黑豆可祛風除熱、調中下氣，與豬肉配搭煮粥，有補腎、利尿、健脾等作用。

豬肉 + 枸杞

兩者燉食可滋補肝腎、益精明目、安神，適合視力減退、神經衰弱等患者。

🥣 養生煮法

豬肉熬粥前最好先焯煮，因為豬肉經焯煮後，脂肪可減少 30%~50%，膽固醇含量也大大降低。

● 人群宜忌

宜 適宜產後缺乳的女性及成長發育中的兒童、青少年食用。

忌 肥胖者、心血管疾病患者不宜多食，特別是肥豬肉。

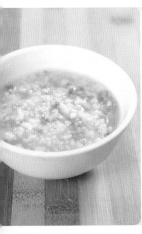

肉醉紅蘿蔔二米粥　養肝明目 健脾和胃

材料　大米、小米各 40 克，紅蘿蔔 30 克，肉醉 50 克，鹽 2 克。

做法

1. 大米洗淨，浸水泡 30 分鐘；小米洗淨；紅蘿蔔洗淨，切小粒；肉碎用鹽醃漬。
2. 鍋內加適量清水燒開，放大米、小米大火煮滾，轉小火。
3. 另起一鍋，鍋內倒油燒熱，加入肉碎、紅蘿蔔粒炒一下。
4. 將粥煮 20 分鐘後，加入炒好的紅蘿蔔粒和肉碎一同煮 10 分鐘即可。

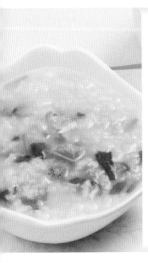

菠菜瘦肉粥　補氣血 促消化

材料　大米 100 克，豬瘦肉 50 克，菠菜 30 克，鹽 3 克。

做法

1. 大米洗淨，浸水泡 30 分鐘；菠菜洗淨，焯水後切段；豬瘦肉洗淨，切小塊，焯水，撈出。
2. 鍋內加適量清水燒開，加入大米，大火煮滾後轉小火。
3. 煮 20 分鐘，放入肉塊，繼續煮 10 分鐘，加入鹽、菠菜段攪勻，煮 5 分鐘即可。

功效：菠菜含有鐵質，豬肉有補血潤膚的作用，配搭做粥，對缺鐵性貧血有較好的輔助治療作用。

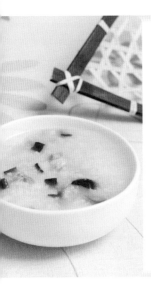

豬肉冬菇粟米粥　保護血管

材料　大米 100 克，豬瘦肉 50 克，粟米粒、鮮冬菇各 30 克。
調料　鹽、生粉各 3 克。

做法

1. 豬瘦肉洗淨，切片，用生粉拌勻，焯水後撈出；冬菇洗淨，切塊；粟米粒洗淨；大米洗淨，浸泡 30 分鐘。
2. 鍋內加清水燒開，放大米大火煮滾，轉小火煮 15 分鐘，轉大火加冬菇塊、粟米粒和瘦肉片煮滾，轉小火煮 20 分鐘，加鹽攪勻即可。

功效：冬菇可以提高人體免疫力；粟米能降血脂並有效防止血管硬化，配搭大米煮粥，效果加倍。

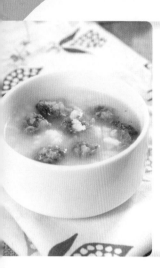

西蘭花肉丸粥 增強體質

材料　大米 100 克，西蘭花 80 克，豬肉餡 50 克。
調料　蔥末、薑末、麻油、生粉、鹽各 3 克。

做法

1. 大米洗淨，浸泡 30 分鐘；西蘭花洗淨，掰成小塊，焯水撈出。
2. 豬肉餡加蔥末、薑末、生粉、鹽和麻油調味醃漬，用筷子朝着一個方向攪勻，擠成肉丸，煮熟，撈出備用。
3. 鍋內加適量清水燒開，加入大米大火煮滾，轉小火煮 20 分鐘，加肉丸、西蘭花煮 10 分鐘，加鹽調味即可。

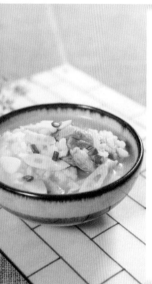

春筍排骨粥 助消化 強體力

材料　排骨 200 克，春筍、大米各 100 克。
調料　蔥末、蒜片各 5 克，鹽 3 克。

做法

1. 大米洗淨，浸水泡 30 分鐘；春筍洗淨，切片；排骨洗淨，焯水。
2. 鍋內放適量水，煮滾後放入排骨，加適量鹽，小火燉 40 分鐘。
3. 放春筍和大米，大火煮滾後轉小火煮 30 分鐘，放入蔥末、蒜片調味即可。

功效： 春筍具有高蛋白、低脂肪、多膳食纖維等特點，與排骨煮粥食用，可助消化、增強體力。

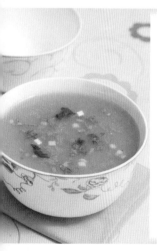

番茄豬骨粥 補血強身 美白潤膚

材料　豬骨塊 200 克，大米、番茄各 100 克。
調料　芫茜末、蔥末各 10 克，鹽 3 克，胡椒粉適量。

做法

1. 大米洗淨，浸水泡 30 分鐘；番茄洗淨，切片；豬骨塊洗淨，焯去血沫，備用。
2. 鍋內加適量清水燒開，加入豬骨塊，大火煮滾後轉小火。
3. 待骨頭煮成濃湯，去骨，加大米煮 20 分鐘。
4. 加番茄片煮 10 分鐘，加鹽、芫茜末、蔥末和胡椒粉調味即可。

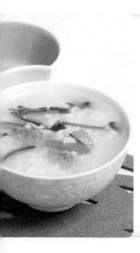

菠菜豬膶粥　預防缺鐵性貧血

材料　豬膶、菠菜各 50 克，大米 100 克，鹽 3 克。

做法

1. 豬膶洗淨切片，焯水；菠菜洗淨，切段，焯水；大米洗淨，浸泡 30 分鐘。
2. 鍋內加適量清水燒開，加大米用大火煮滾後轉小火，煮 30 分鐘，放豬膶煮 5 分鐘，加菠菜段稍煮，加鹽即可。

功效： 豬膶和菠菜都富含鐵元素，配搭大米煮粥，可預防缺鐵性貧血，改善貧血症狀。

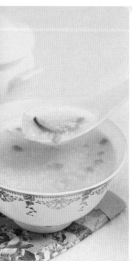

豬腰小米粥　補腎強腰 開胃安眠

材料　小米 100 克，豬腰 50 克。
調料　葱末、薑片各 5 克，鹽 3 克。

做法

1. 小米洗淨；豬腰除筋去膜，洗淨，切片，用鹽抓勻後沖淨。
2. 鍋內加適量清水燒開，加入小米與薑片，大火煮滾後轉小火煮至粥熟，加豬腰片煮熟，加葱末、鹽調味即可。

功效： 豬腰有補腎強腰、消積止渴等功效；小米富含碳水化合物、維他命 B 雜等營養素，可清熱解渴、健胃除濕、和胃安眠、滋陰益腎。兩者一起煮粥食用，具有養精固腎、消積解渴、健脾益胃、開胃安眠等作用。

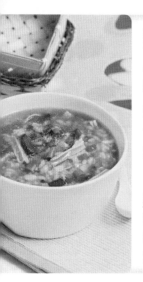

豬紅大米粥　補血美容 排毒養顏

材料　大米、豬紅條各 100 克，水發腐竹段 50 克。
調料　葱末、醬油各 5 克。

做法

1. 大米洗淨，浸泡 30 分鐘；豬紅條、水發腐竹段分別洗淨。
2. 鍋內加適量清水燒開，放大米煮滾後轉小火，煮至粥熟後放腐竹、豬紅煮熟，加醬油、葱末拌勻即可。

功效： 豬紅富含維他命 B_2、蛋白質、鐵、磷等營養成分，能解毒清腸、補血美容；腐竹含有豐富的蛋白質、脂肪及鈣、鉀等，可清熱潤肺、止咳消痰、健腦養顏。兩者配搭食用，具有排毒養顏、清熱潤肺、止咳消痰等功效。

益氣血 強筋骨

牛肉

性味：性平，味甘
歸經：歸脾、胃經

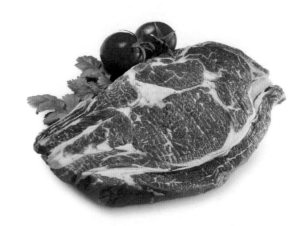

⟋ 巧妙配搭

牛肉＋青椒

牛肉含維他命 B_2，青椒含類胡蘿蔔素和維他命 C，配搭同食有維持毛髮、肌膚與指甲健康的功效，並能預防動脈硬化。

牛肉＋番茄

牛肉含鐵較豐富，遇到番茄後，可以使牛肉中的鐵更好地被人體吸收，有效預防缺鐵性貧血。

● 人群宜忌

宜 尤其適合手術後、病後調養者及氣血兩虧、體虛久病、面色蒼白的人食用。

忌 老人、幼兒及消化能力較弱的人少吃；患瘡瘍、濕疹者慎食。

⟋ 養生煮法

牛肉煮後會收縮，切大塊可防烹煮後體積縮小。牛肉肌纖維較粗，結蒂組織又多，應橫切將長纖維切斷，不能順着纖維組織切，否則不僅不入味，嚼起來還費勁。

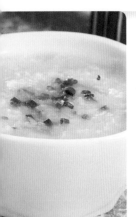

冬菇牛肉粥 增強體質

材料　大米 80 克，牛肉 50 克，鮮冬菇 30 克，葱末適量，鹽 3 克。

做法

1. 大米洗淨，浸水泡 30 分鐘；牛肉洗淨，切粒；冬菇洗淨，切粒。
2. 鍋內加適量清水燒開，加入大米，煮滾後轉小火。煮 30 分鐘，加入牛肉粒、冬菇粒煮 10 分鐘，加鹽、葱末即可。

功效：冬菇可補虛、健脾、化痰，還可提高身體免疫力；牛肉可補脾胃、強筋骨、益氣血。這粥有增強體質和免疫力的功效。

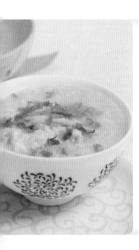

牛肉滑蛋粥 補脾胃

材料　牛肉 50 克，大米 100 克，雞蛋 1 個。
調料　薑末、葱末、芫茜末各 5 克，鹽 3 克。

做法

1. 牛柳洗淨，切片，加鹽醃 30 分鐘；大米洗淨，用水浸泡 30 分鐘。
2. 鍋內加適量清水燒開，加入大米用大火煮滾轉小火。
3. 煮 30 分鐘，將牛肉片加入鍋中煮至變色，將雞蛋打入鍋中攪拌，粥熟後加鹽、葱末、薑末、芫茜末即可。

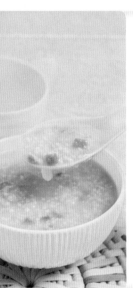

牛肉小米粥 益氣補血

材料　小米 100 克，牛肉 50 克，紅蘿蔔 10 克。
調料　薑末、鹽各 3 克。

做法

1. 小米洗淨；牛肉洗淨，切碎；紅蘿蔔洗淨，去皮切丁。
2. 鍋內加適量清水燒開，放入小米，大火煮滾後轉小火煮 20 分鐘。
3. 加牛肉碎、紅蘿蔔丁煮 10 分鐘，加入薑末煮滾，加鹽調味即可。

功效：牛肉是養五臟、益氣血的佳品，胡蘿蔔中 β-胡蘿蔔素含量豐富，兩者配搭小米食用，補血效果更好，非常適合久病貧血者食用。

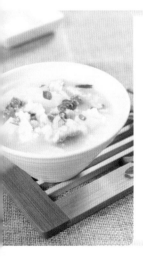

白蘿蔔牛肉粥 補虛養血 滋補強身

材料　牛肉、大米、糯米、白蘿蔔各 50 克。
調料　鹽、料酒各 3 克，葱末、薑末各 5 克。

做法

1. 大米洗淨，浸泡 30 分鐘；糯米洗淨，浸水泡 4 小時；牛肉洗淨，切小塊，放入有薑末、葱末、料酒的沸水中焯燙；白蘿蔔去皮，洗淨，切塊。
2. 鍋內加入適量水燒開，放牛肉塊、小米和大米，大火煮滾後轉小火。煮 20 分鐘之後，加入白蘿蔔塊，繼續煮 20 分鐘，加入葱末，加鹽調味即可。

補腎虛 壯元陽

羊肉

性味：性溫，味甘
歸經：歸脾、腎經

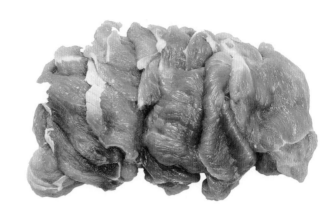

◑ 巧妙配搭

羊肉 + 生薑

羊肉可補氣血、溫腎陽，生薑有止痛、祛風等作用。兩者同食可溫陽祛寒。

羊肉 + 蘿蔔

兩者同食不僅可以中和羊肉的熱性，還可以使羊肉中的營養更易被人體消化吸收。

◑ 養生煮法

羊肉有羶味，熬粥時放數顆山楂或一些蘿蔔、綠豆，或放些蔥、薑、茴香等作料，可去羶味。

● 人群宜忌

宜 適宜體虛胃寒、陽虛怕冷、腰膝痠軟、貧血等患者食用。

忌 熱病、肝病、高血壓等患者慎食。

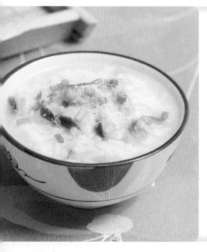

紅蘿蔔羊肉粥 溫補氣血 禦寒補身

材料　羊肉、紅蘿蔔各 50 克，大米 100 克。
調料　蔥末、薑末、陳皮各 5 克，鹽 3 克，胡椒粉適量。

做法

1. 大米洗淨，浸水泡 30 分鐘；羊肉、紅蘿蔔分別洗淨後切塊；陳皮洗淨。
2. 鍋內加適量清水燒開，加入大米，大火煮滾後轉小火。
3. 煮 20 分鐘，加羊肉、陳皮、紅蘿蔔塊、薑末繼續煮 10 分鐘後，加鹽、胡椒粉，撒上蔥末即可。

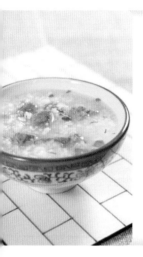

燕麥羊肉粥 暖身補虛

材料 大米、小米、燕麥各 30 克，羊肉 60 克，小棠菜 50 克。
調料 料酒、薑末、鹽各 3 克，胡椒粉 2 克。

做法

1. 大米洗淨，浸泡 30 分鐘；小米洗淨；燕麥洗淨後浸水泡 4 小時；小棠菜洗淨，切碎；羊肉洗淨，切塊，放入加了薑末、料酒的沸水中焯燙，撈出。
2. 鍋內加適量清水燒開，加入大米和羊肉塊，大火煮滾後轉小火煮 40 分鐘，至肉熟米爛，加入小棠菜碎，加鹽和胡椒粉即可。

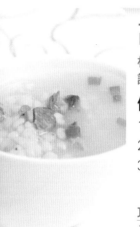

高粱羊肉粥 補血強身

材料 高粱米 100 克，羊肉 50 克。
調料 薑末、葱末各 5 克，鹽 3 克。

做法

1. 高粱米洗淨，浸泡 4 小時；羊肉洗淨，切小塊。
2. 鍋內加適量清水燒開，加入高粱米，大火煮滾後轉小火。
3. 煮 40 分鐘後，加入羊肉塊、鹽、薑末，煮至高粱米開花，撒上葱末即可。

功效：高粱米富含碳水化合物、維他命 B 雜，可補益脾胃、益氣寬中，與羊肉同煮具有開胃健力、補血強身的功效。

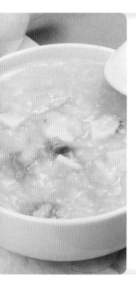

山藥羊肉粥 強健機體

材料 羊肉、山藥各 50 克，大米 100 克。
調料 薑片、鹽各 3 克。

做法

1. 羊肉洗淨，切小塊；山藥洗淨去皮，切片；大米洗淨，浸泡 30 分鐘。
2. 鍋內加適量清水燒開，加入大米、薑片、羊肉塊和山藥片，大火煮滾後轉小火，煮 40 分鐘，挑出薑片，加鹽即可。

功效：山藥平補脾腎，有利消化吸收，與羊肉煮粥食用，可補陽氣，強健機體，滋腎益精。

滋陰養血 益胃生津

雞肉

性味：性溫，味甘
歸經：歸脾、胃經

🔥 巧妙配搭

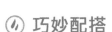

雞肉 + 洋蔥

緩解疲勞，對抗壓力。

雞肉 + 栗子

增強補腎功能。

人群宜忌

宜 雞肉對患有營養不良、乏力疲勞、月經不調、虛弱等症者有很好的食療作用。

忌 感冒伴有頭痛、發熱者不宜吃；上火、便秘者不宜多食。

🔥 養生煮法

用雞肉煮粥時，因為雞皮中的脂肪較多，膽固醇較高，而雞皮中的污染物含量較高，最好去掉雞皮。

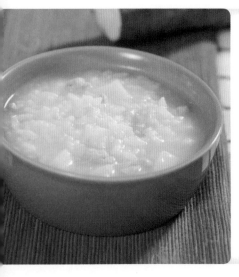

山藥雞蓉粥　健脾益胃

材料　大米 80 克，山藥、雞胸肉各 100 克。
調料　鹽 3 克，蔥末、薑末各 5 克，麻油少許。

做法

1. 大米洗淨，浸水泡 30 分鐘；山藥去皮，切片；雞胸肉洗淨，剁成蓉。
2. 鍋內加適量清水燒開，加入大米，大火煮滾後轉小火。
3. 煮 25 分鐘後，放入山藥、雞蓉，攪勻。
4. 煮 10 分鐘後，放入薑末和蔥末，調入鹽，滴上麻油即可。

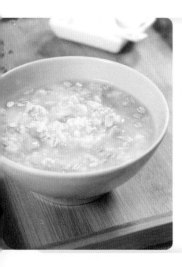

雞蓉粟米麥片粥　補精填髓

材料　大米 60 克，雞腿肉 50 克，燕麥片、粟米粒各 30 克。
調料　麻油、鹽各 3 克。

做法

1. 粟米粒洗淨；大米洗淨，用水浸泡 30 分鐘。
2. 將雞腿肉洗淨，焯燙，放涼，切成雞肉蓉。
3. 鍋內加適量清水燒開，加入大米，大火煮滾後轉小火。煮 20 分鐘後，加入粟米粒，大火煮滾後，加入雞蓉。再次煮滾，倒燕麥片攪勻，稍煮，加鹽和麻油調味即可。

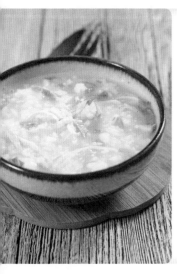

鹹蛋雞肉粥　益氣降火

材料　大米 100 克，鹹蛋 2 個，雞胸肉 50 克。
調料　料酒 3 克，芫茜末 5 克。

做法

1. 大米洗淨，用水浸泡 30 分鐘；鹹蛋剝殼，取蛋黃壓碎。
2. 鍋內加水燒開，倒入料酒，放入雞胸肉，煮 10 分鐘，撈出待涼，撕成雞絲。
3. 鍋內加適量清水燒開，加入大米，大火煮滾後轉小火。待粥煮至黏稠，加入鹹蛋、雞絲，攪勻，再次煮滾後撒芫茜末即可。

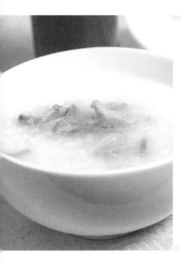

瑤柱雞絲粥　補充氨基酸

材料　大米 100 克，瑤柱 20 克，雞肉 50 克。
調料　鹽 3 克，葱末、薑末、料酒各 5 克。

做法

1. 大米洗淨，用水浸泡 30 分鐘；雞肉煮熟後撕絲；瑤柱用溫水泡開，撕碎，用料酒、葱末、薑末醃漬 20 分鐘。
2. 鍋內加適量清水燒開，加入大米、瑤柱，大火煮滾後轉小火。
3. 煮至粥稠，加入熟雞肉絲，下鹽調味即可。

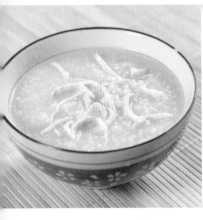

雞絲小米粥 養血補虛

材料　小米 100 克，雞肉 50 克。
調料　鹽、薑末各 3 克。

做法

1. 小米洗淨；雞肉洗淨，煮熟，撕成絲。
2. 鍋內加清水燒開，加小米煮熟，加入雞絲同煮，放鹽、薑末即可。

功效：這粥可養血補虛，幫助消化、增強胃功能。

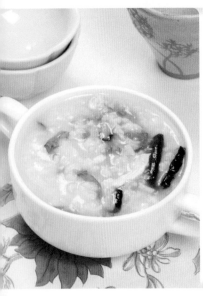

冬菇雞粥 健脾開胃 補脾益氣

材料　大米、雞肉各 100 克，鮮冬菇 80 克，生菜 20 克，雞蛋 1 個。

做法

1. 大米洗淨，浸泡 30 分鐘；雞肉洗淨，撕絲，取蛋白醃漬；冬菇洗淨，去蒂，切片；生菜洗淨，切絲。
2. 鍋內加清水燒開，放大米、冬菇，煮成粥，放雞肉絲滑散，放生菜絲稍煮即可。

功效：冬菇和雞肉都是補益脾胃的優良食物，兩者配搭做粥，可健脾開胃、補脾益氣，常吃能增強胃動力，有益脾胃。

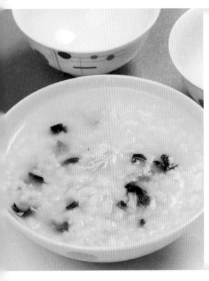

雞肉木耳粥 增強體力 清腸排毒

材料　大米 100 克，雞腿肉 50 克，乾木耳 10 克。

做法

1. 大米洗淨，用水浸泡 30 分鐘；乾木耳用清水泡發，洗淨，切碎；雞腿肉洗淨，煮熟，切碎。
2. 鍋內加適量水燒開，放大米用大火煮滾後轉小火煮 30 分鐘，加雞肉碎、木耳碎煮 10 分鐘即可。

功效：雞肉含有大量的蛋白質，易於吸收，有增強體力，強壯身體的作用；木耳能清理消化道，清除血管中多餘脂肪，防止脂肪在血管壁的沉積，有預防動脈粥樣硬化的作用。

補腎虛 消水腫

鴨肉

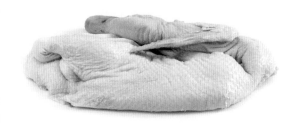

性味：性寒，味甘、鹹
歸經：歸脾、胃、肺、腎經

巧妙配搭

鴨肉 + 蚌肉

蚌肉可滋陰、清熱、除煩，與鴨肉配搭食用有滋陰補腎、行水除煩的功效。

鴨肉 + 海帶

鴨肉和海帶的含鉀量都很高，配搭食用可軟化血管，養胃生津。

人群宜忌

宜 適用於水腫、產後病後體虛、慢性腎炎水腫等患者。

忌 鴨肉性寒，體質虛寒者慎食。

養生煮法

鴨的肉質緊密為上品。偏胖者可以吃柴鴨、瘦鴨來一飽口福。另外，用鴨肉煮粥時宜少加鹽，這樣味道會更加鮮美。

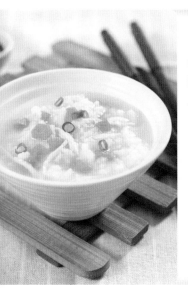

紅蘿蔔鴨腿粥 滋陰益氣 明目補血

材料　鴨腿 80 克，紅蘿蔔 50 克，大米 100 克。
調料　鹽 1 克，料酒、薑末、葱末各 5 克，胡椒粉 2 克。

做法

1. 鴨腿洗乾淨，剔骨取肉，切成絲，用料酒、薑末、鹽醃漬；紅蘿蔔洗淨後切塊；大米洗淨，浸水泡 30 分鐘。
2. 鍋內加適量清水燒開，加入大米，大火煮滾後轉小火。
3. 煮 20 分鐘後，加入紅蘿蔔，煮到再次沸騰。
4. 加入醃漬好的鴨腿肉絲，煮 10 分鐘，加鹽、胡椒粉、葱末調味即可。

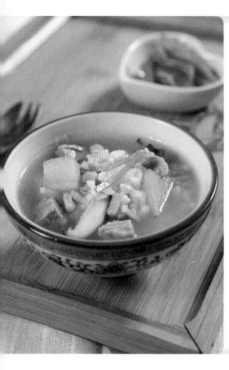

冬瓜鴨粥 調節代謝平衡

材料　大米 100 克，冬瓜、鴨肉各 150 克，瑤柱 25 克，
　　　冬菇片 60 克，荷葉 15 克。

調料　陳皮 2 克，醬油 5 克。

做法

1. 大米洗淨，浸泡 30 分鐘；瑤柱去筋，泡開，撕碎；鴨肉洗淨，切塊，煎香；冬瓜去皮、瓤，洗淨，切塊。

2. 鍋內加適量清水燒開，加入大米，大火煮滾後轉小火，放入冬菇片、冬瓜塊、鴨肉塊、荷葉、陳皮及瑤柱。

3. 待鴨肉熟透、米粥濃稠時加入醬油調味即可。

<u>功效</u>：冬瓜可調節人體的代謝平衡；鴨肉可滋五臟之陰，清虛勞之熱，配搭瑤柱、冬菇煮粥食用，能促進人體新陳代謝。

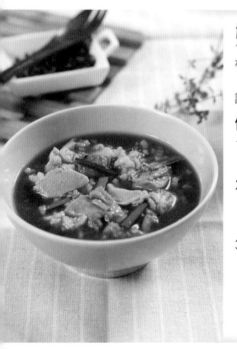

嫩薑鴨粥 養胃生津 溫補驅寒

材料　鴨肉 80 克，糯米 100 克，豬肉 50 克，韭菜 20 克，薑絲 10 克。

調料　胡椒粉、白糖、醬油、鹽各 2 克。

做法

1. 糯米洗淨後浸泡 4 小時；豬肉洗淨，切薄片；韭菜洗淨，切段。

2. 鍋內加適量清水、醬油和白糖煮滾，放鴨肉用中火鹵熟撈起，稍冷後斬成 3 厘米大的小塊，鹵鴨汁備用。

3. 鍋內加適量清水，煮滾後加入糯米、鹵鴨汁，待水滾時用湯匙順鍋邊攪動，30 分鐘後加入豬肉片、鹵鴨肉塊同煮，用小火煮約 15 分鐘，加入鹽、薑絲、韭菜段和胡椒粉調味即可。

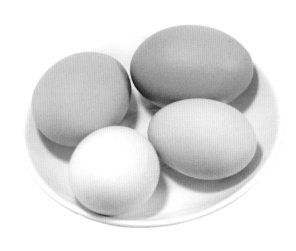

補充氣血 健腦益智

雞蛋

性味：性平，味甘
歸經：歸肺、脾、胃經

巧妙配搭

雞蛋＋番茄

番茄富含維他命和礦物質，雞蛋中含有優質蛋白質，同食有助營養的吸收。

人群宜忌

宜 咽喉腫痛、肺熱咳嗽、瀉痢的人。

忌 膽囊炎、膽結石、肝硬化患者慎食。

雞蛋＋大豆

雞蛋與大豆都含有優質蛋白質，配搭食用，有利於蛋白質互補。

養生煮法

用雞蛋煮成的粥，容易缺乏維他命 C，所以宜配搭番茄、青椒、辣椒等富含維他命 C 的菜來吃，以彌補其不足。

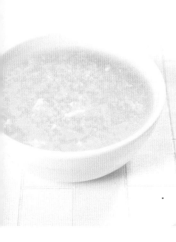

小米蛋花奶粥 補鈣安神

材料　小米 80 克，雞蛋 1 個，牛奶 100 克。

做法

1. 小米洗淨；雞蛋打散攪拌成蛋液。
2. 鍋內加適量清水燒開，加入小米，大火煮滾後轉小火。
3. 煮 30 分鐘，至米微微開花，倒入牛奶。
4. 再滾後，將雞蛋液倒入粥中，快速攪拌熄火即可。

功效：小米可安神、和胃、補虛；雞蛋可潤燥、平衡免疫力；牛奶富含鈣質。這粥具補鈣安神的功效。

補腎虛 健筋骨

蝦

性味：性微溫，味甘
歸經：歸肝、腎經

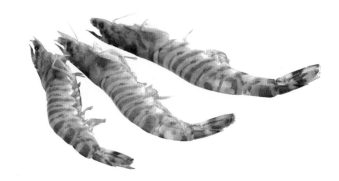

巧妙配搭

蝦 + 燒酒

燒酒有一定殺菌作用，又能除腥穢，配搭蝦食用，能增強性功能。

蝦 + 辣椒

辣椒中的辣椒鹼能夠促進脂肪新陳代謝，配搭蝦同食，可提高人體免疫力。

養生煮法

蝦背上的蝦線是蝦的消化道，裏面是未排泄完的廢物，吃了會有泥腥味，影響食慾，所以食用時應去掉。色發紅、身軟、掉頭的蝦不新鮮，儘量不用來煮粥。用蝦煮粥一般幾分鐘就可以，煮太久影響口感。

人群宜忌

宜 適合陽痿、腰腳痿弱無力、小腿抽筋等人群食用。

忌 哮喘、高尿酸血症、痛風等患者不宜食用。

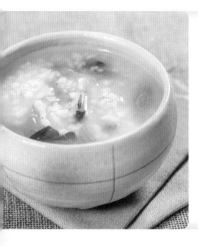

蝦蓉芥蘭粥 調節心臟功能

材料 大米 100 克，蝦、芥蘭各 50 克，鹽 3 克。

做法

1. 將大米洗淨，用水浸泡 30 分鐘；蝦去頭、殼，去蝦線，洗淨，剁蓉；芥蘭洗淨後切小片。
2. 鍋內加適量清水燒開，加入大米，煮滾之後轉小火。
3. 煮 30 分鐘後，倒入蝦蓉攪散，倒入芥蘭片，加鹽調味，煮 3 分鐘即可。

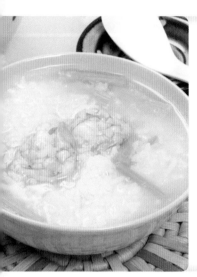

蝦仁芹菜粥 補鈣 益智 降壓

材料 大米、芹菜各 100 克，蝦仁 80 克。
調料 雞湯適量，鹽、料酒、薑末、生粉各 3 克。

做法

1. 大米洗淨，用水浸泡 30 分鐘；芹菜洗淨，切小段；蝦仁洗淨，去蝦線，切段，加入料酒、薑末、生粉和鹽混勻。
2. 鍋內加入雞湯和適量清水，煮滾後加入大米，再滾後轉小火。
3. 煮 30 分鐘，至米粒開花、粥汁沸騰時加入蝦仁，煮熟後加入芹菜段，放鹽攪勻，略煮即可。

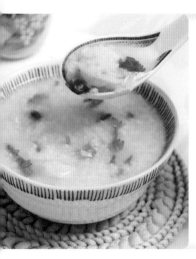

小棠菜蝦仁粥 提高免疫力

材料 大米 100 克，小棠菜、蝦仁各 50 克。
調料 雞湯 250 克，鹽 3 克。

做法

1. 小棠菜洗淨，焯水，待涼，切碎；蝦仁洗淨，去蝦線，切段；大米洗淨，用水浸泡 30 分鐘。
2. 鍋內加適量清水燒開，倒入大米，大火煮滾後轉小火。
3. 煮 30 分鐘後，加入雞湯和蝦仁段，繼續煮。
4. 煮 5 分鐘後，加入小棠菜碎，下鹽調味即可。

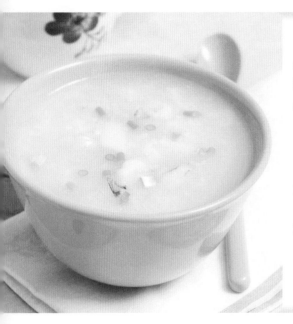

山藥蝦仁粥 補腎健脾

材料　大米100克，山藥80克，蝦仁50克。
調料　葱末5克，鹽3克。

做法

1. 山藥去皮，洗淨切塊；大米洗淨，浸水泡30分鐘；蝦仁洗淨，去蝦線，切段。
2. 鍋內加適量清水燒開，加入大米，大火煮滾後轉小火。
3. 煮25分鐘，加入山藥塊，繼續煮25分鐘，加入蝦仁段、鹽和葱末，煮5分鐘即可。

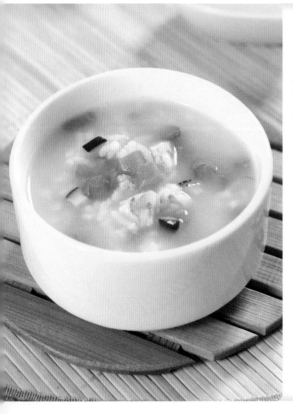

蘑菇鮮蝦粥 提高抗病力

材料　大米100克，鮮蝦150克，蘑菇80克，蘆筍、紅蘿蔔各50克。
調料　鹽、薑片各3克，白胡椒粉少許。

做法

1. 大米洗淨，浸泡30分鐘；蘑菇、蘆筍、紅蘿蔔洗淨後切塊。
2. 蝦去頭、殼及蝦線，洗淨切段，加白胡椒粉、鹽醃漬，蝦殼留用。
3. 鍋內倒油燒熱，倒入蝦頭、蝦殼煸出油，倒入清水、薑片，煮30分鐘成蝦湯，撈出湯內的蝦頭蝦殼及薑片，加入大米，中火燒開後改小火煮粥。
4. 煮25分鐘，加入紅蘿蔔煮10分鐘，加入蝦段、蘑菇、蘆筍煮5分鐘，加鹽調味即可。

活血 散瘀 利濕

螃蟹

性味：性寒，味鹹
歸經：歸肝經

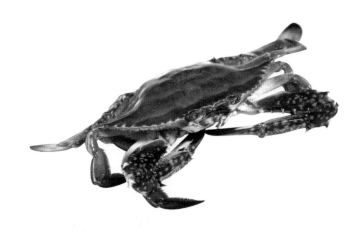

巧妙配搭

螃蟹 ＋ 蘆筍

強化骨骼及牙齒。

螃蟹 ＋ 豆腐

恢復體力、防止老化。

養生煮法

螃蟹烹調前應放在淡鹽水中浸泡片刻，使其吐淨雜質和污物，這樣食用更安全衛生。

● 人群宜忌

宜 螃蟹中的鈣有預防兒童佝僂病和老人骨質疏鬆的作用，兒童和老人宜多食。

忌 螃蟹膽固醇含量高，患有高血壓、心臟病、動脈硬化者不宜多吃；孕媽媽慎食。

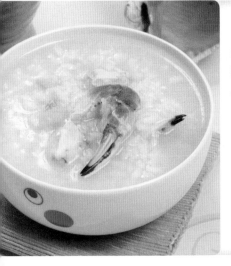

螃蟹粥　滋補清熱

材料　大米 100 克，螃蟹 200 克。
調料　鹽 3 克，薑片 5 克。

做法

1. 大米洗淨，浸水泡 30 分鐘；將螃蟹洗淨分解，去掉蟹臍、蟹鰓、蟹心、蟹胃，切小塊。
2. 鍋內加適量清水燒開，加入大米，大火煮滾後轉小火。
3. 煮 30 分鐘後，將螃蟹塊放入鍋內一起煮，攪勻，加入薑片去腥，煮 10 分鐘後，加鹽即可。

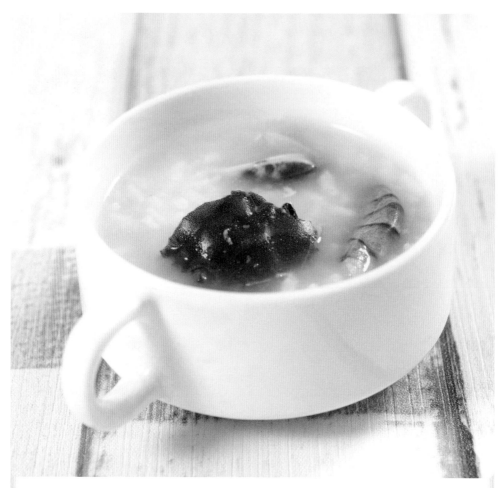

生煲螃蟹鮮蝦粥 滋補活血

材料 大米 100 克，螃蟹 200 克，蝦 80 克。
調料 白胡椒粉、鹽各 3 克，薑片 5 克。

做法

1. 大米洗淨，浸水泡 30 分鐘；將螃蟹洗淨、分解，去掉蟹臍、蟹鰓、蟹心、蟹胃，切小塊；蝦去頭、殼，去蝦線，洗淨，切段。
2. 鍋內加適量清水燒開，加入大米，大火煮滾後轉小火。
3. 煮 30 分鐘後，放入螃蟹塊和蝦段，放入薑片去腥。
4. 繼續煮 10 分鐘，出鍋前加鹽和白胡椒粉調味即可。

特色：這粥富含人體大腦發育所需的必要元素、DHA 及蛋白質等，不但味道鮮美，而且營養豐富，含有豐富的蛋白質及微量元素，有滋補強身之功效。

調理腎陽不足

海參

性味：性平，味甘、鹹
歸經：歸肺、腎經

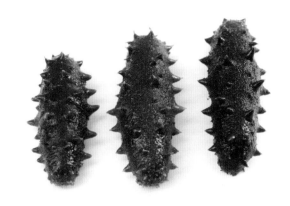

🔥 巧妙配搭

海參 + 羊肉

羊肉溫腎助陽、益氣補中、溫暖脾胃。配搭海參食用，補腎益腎功效更佳。

海參 + 木耳

海參和木耳都富含膠質，除強健筋骨之外，更有促進排便、降低血液膽固醇含量的功效。

● 人群宜忌

宜 精力不足、氣血不足、營養不良者適宜食用。

忌 痰多、便稀、咳嗽者不宜食用。

🔥 養生煮法

海參含蛋白質和鈣，不宜與含鞣酸較多的水果，如葡萄、山楂等，一起做粥，以免蛋白質、鈣與鞣酸結合，形成難溶的物質，不但降低食物的營養價值，還容易引起胃腸道的不適。

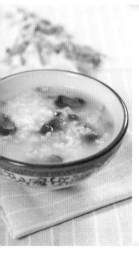

海參芹菜粥 增強抵抗力

材料 即食海參 60 克，芹菜 30 克，大米 100 克。
調料 鹽、薑絲各 3 克。

做法

1. 將大米洗淨，浸水泡 30 分鐘；芹菜洗淨後切末；海參沖洗，切小塊。
2. 鍋內加適量清水燒開，加大米，大火煮滾後轉小火煮 30 分鐘，放薑絲、海參塊和芹菜末煮熟，加鹽調味即可。

功效：這粥易於消化，還可滋潤皮膚。適合一家老小以及體質虛弱者食用，可幫助增強抵抗力。

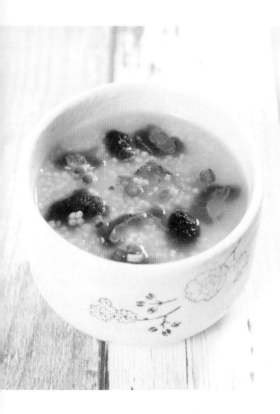

海參冬菇小米粥

補氣養顏

材料　鮮冬菇、海參各50克，小米80克。
調料　薑片、蔥末各3克，鹽1克。

做法

1. 小米洗淨；海參用純淨水泡發，去內腸，洗淨，切塊；冬菇洗淨，切片。
2. 鍋內加適量清水燒開，加入海參、蔥末、薑片，大火煮滾，轉小火。
3. 加入小米煮20分鐘後，加入冬菇片，煮10分鐘後加鹽調味即可。

功效：小米有清熱解渴、健胃除濕、和胃安眠等功效；海參富含膠原蛋白，可以補氣養顏。兩者煮粥味道鮮美，補氣養顏。

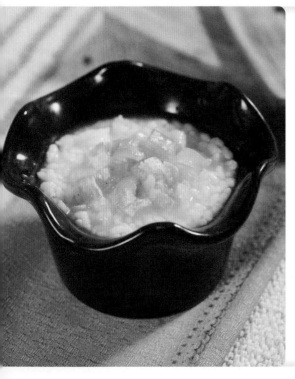

上湯海參粥

強身健體

材料　大米、海參各100克。
調料　高湯200克，薑片、蔥末、鹽各3克。

做法

1. 將大米洗淨，用水浸泡30分鐘；海參用純淨水泡發，去內腸，洗淨，切塊。
2. 鍋內加適量清水，加入海參、薑片、蔥末，大火煮滾後轉小火，煮5分鐘，將海參撈出控乾，切粒。
3. 鍋內加適量清水、高湯燒開，放大米用大火煮滾後轉小火。
4. 煮30分鐘，將海參粒加入粥中，繼續煮5分鐘至黏稠，加入鹽調味即可。

養血柔肝 滋陰清熱

鮑魚

性味：性平，味甘、鹹
歸經：歸肝、腎經

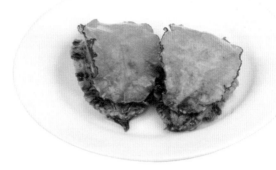

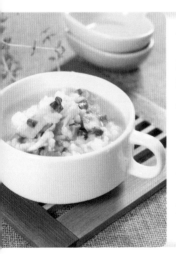

巧妙配搭

鮑魚 + 雞肉

鮑魚和雞肉都有效益氣補虛、增強體質，煮粥食用更利於消化吸收。

鮑魚 + 猴頭菇

健脾益胃、養陰補腎。

人群宜忌

宜 鮑魚中的多種氨基酸有滋補作用，鋅可促進青少年的成長發育、加速創傷癒合。

忌 痛風患者及尿酸高者不宜吃鮑魚，感冒發熱或陰虛喉嚨痛的人不宜食用。

養生煮法

鮑魚煮粥前，可用硬刷子或網刷擦淨鮑魚外層，去除其身上附着的海底淤泥，再切斷肉體和貝殼相連的貝柱，就能把鮑魚肉分離出來。

鮑魚雞絲粥　**增強體質**

材料　大米 100 克，鮑魚 150 克，雞胸肉 50 克，乾冬菇 20 克。
調料　薑絲、葱末 3 克，鹽、胡椒粉各 2 克。

做法

1. 大米洗淨，用水浸泡 30 分鐘；鮑魚處理乾淨後切片；乾冬菇泡軟，洗淨，切小片；雞肉煮熟後撕絲。
2. 鍋內加適量清水燒開，加入大米和雞絲煮滾，轉中火。
3. 煮約 30 分鐘後，放入鮑魚片和冬菇片煮熟，加鹽與胡椒粉調味，撒上葱末、薑絲即可。

助骨骼發育 有利造血

魷魚

性味：性平，味甘、鹹。
歸經：歸肝、腎經。

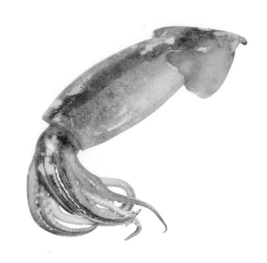

巧妙配搭

魷魚 + 辣椒

均衡營養、幫助消化。

魷魚 + 粟米

提高維他命 B_6 的功效。

人群宜忌

宜 適合貧血、肝病患者食用。

忌 含膽固醇多，心血管疾病患者忌食；痛風急性發作期的患者忌食。

養生煮法

魷魚做粥時，一定要煮熟透。因為魷魚中有一種多肽成分，若未熟就吃，容易導致腸蠕動失調。

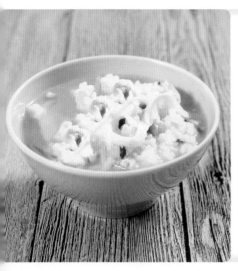

魷魚蝦肉粥 補鈣健骨

材料　乾魷魚 50 克，鮮蝦、冬菇各 30 克，芹菜 20 克，大米 100 克。
調料　薑末、鹽各 3 克。

做法

1. 大米洗淨，浸水泡 30 分鐘；乾魷魚洗淨後用清水浸泡 1 晚，切段；蝦去頭、殼、蝦線，洗淨，切段；冬菇和芹菜洗淨後，切末。
2. 大米放入鍋中，加適量水煮滾後轉小火。
3. 煮 30 分鐘後，加入冬菇末、蝦段和魷魚段。
4. 繼續煮 5 分鐘，加入芹菜末、薑末和鹽即可。

預防遺精 提高性功能

蠔

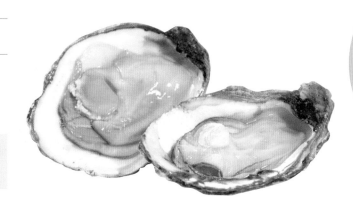

性味：性平，味甘、鹹
歸經：歸肝經

💧 巧妙配搭

蠔 + 牛奶

蠔和牛奶中均含有豐富的鈣質，配搭食用能更好地補充鈣，促進骨骼生長。

蠔 + 白蘿蔔

蠔可以抑制血小板凝聚，降低血脂；白蘿蔔含有膳食纖維，減少脂肪堆積，兩者配搭食用可降脂去火。

💧 養生煮法

蠔屬水產品，本身帶有鹹味，煮粥可以不放鹽或適當少放鹽，避免鹽攝入超標。

● 人群宜忌

宜 適宜體質虛弱、煩熱失眠、心神不定者食用。

忌 脾胃虛寒者要少吃。

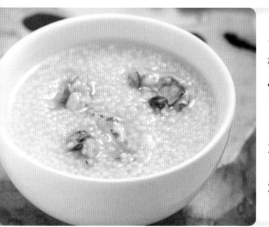

小米生蠔粥 補虛壯陽

材料 小米 100 克，生蠔肉 50 克。

做法

1. 將小米洗淨；生蠔肉洗淨，用鹽水浸泡 20 分鐘，撈出備用。
2. 鍋中倒入清水燒開，將小米倒入水中煮成粥。
3. 將生蠔放入小米粥中，繼續煮，用小火煮 3 分鐘即可。

清熱利濕 化痰

蛤蜊(蜆)

性味：性平，味鹹
歸經：歸肺、膀胱經

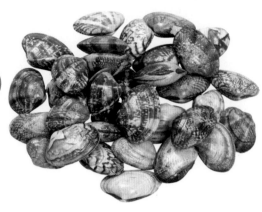

巧妙配搭

蛤蜊 + 紅蘿蔔

保護眼睛，增進視力。

養生煮法

　　蛤蜊這貝類本身極富鮮味，煮粥時千萬不要加味精，也不宜多放鹽，以免鮮味反失。蛤蜊最好提前一天用水浸泡，這樣才能吐乾淨泥沙。

● 人群宜忌

宜 適宜高膽固醇、甲狀腺腫大、支氣管炎患者食用。

忌 經期或產後女性、容易腹瀉者慎食。

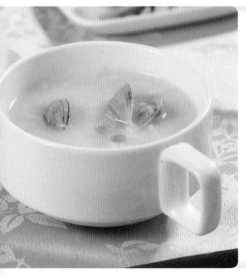

蛤蜊粥 滋陰補虛

材料 大米 100 克，蛤蜊 10 個。
調料 麻油、鹽各適量。

做法

1. 大米淘洗乾淨，浸泡 30 分鐘；蛤蜊洗淨泥沙。
2. 鍋內倒入適量清水燒開，放入大米大火燒開，轉小火煮 30 分鐘至熟，加入蛤蜊大火煮至開殼關火，用鹽、麻油調味即可。

功效：蛤蜊有滋陰明目、軟堅、化痰的功效，是陰虛體質者宜選擇的上乘食物。

利尿消腫 防治腎病

海帶

性味：性寒，味鹹
歸經：歸脾、腎經

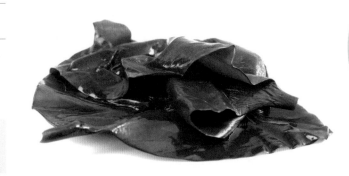

巧妙配搭

海帶＋雪耳

雪耳有滋陰清熱、潤肺止咳等功效，與海帶配搭食用，健脾補腎。

海帶＋綠豆

海帶和綠豆都有降壓、調脂的作用，兩者配搭食用，對心腦血管病有益。

人群宜忌

宜 糖尿病、心血管病患者和肥胖者均適宜。

忌 甲亢、高鉀血症患者不宜食用海帶，易加重病情。

養生煮法

由於全球都有水質污染問題，海帶中可能也含有一些有毒物質，建議在煮粥前先用水浸泡 2~3 小時，期間至少換水 2 次，但浸泡時間不宜超過 6 小時，以免造成水溶性營養物質流失過多。

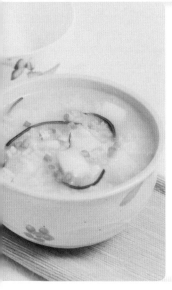

冬瓜海帶粥　消痰祛濕 清熱解毒

材料　冬瓜 150 克，大米 100 克，海帶 50 克。
調料　葱末 10 克，鹽 3 克。

做法

1. 冬瓜去皮，去瓤，洗淨，切塊；海帶泡軟洗淨，切絲；大米洗淨，浸泡 30 分鐘。
2. 鍋內加清水燒開，放入大米，大火煮滾後加入海帶絲，繼續煮滾後轉小火煮 15 分鐘。放入冬瓜塊繼續煮至米爛粥稠，出鍋前撒上葱末，放鹽調味即可。

功效：冬瓜和海帶都有消痰祛濕、清熱解毒的功效。兩者和大米一起煮粥食用，具有很好的祛濕清熱作用，適用於濕熱體質者。

Part 5

水果乾果甜粥
——水分足、維他命和膳食纖維含量高

生津止渴 消熱除煩

蘋果

性味：性涼，味甘、微酸
歸經：歸脾、胃、肺經

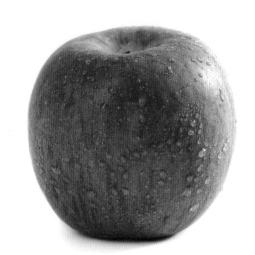

⚫ 巧妙配搭

蘋果 + 綠茶

防癌、抗老化。

蘋果 + 雪耳

潤肺止咳。

⚫ 養生煮法

　　蘋果中的維他命、果膠、抗氧化物質等營養成分主要在皮和近核部分，所以理論上應該把蘋果洗淨帶皮煮粥。但是現在的水果皮中農藥殘留較嚴重，煮粥前最好去掉外面的皮，只要薄薄的一層就好。

● 人群宜忌

- 宜 蘋果能夠刺激腸胃蠕動，對便秘、腸胃不佳者尤其適合。
- 忌 蘋果所含的糖分高，糖尿病患者不宜多食；胃潰瘍患者、脾胃虛寒者不宜多食。

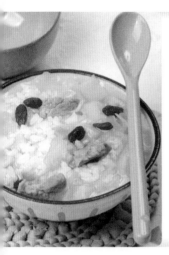

雪耳蘋果瘦肉粥 提高肝臟解毒能力

材料　雪耳50克，蘋果、豬瘦肉、大米各100克，枸杞子5克，鹽3克。

做法

1. 雪耳洗淨，撕成小朵；蘋果洗淨，去皮，切塊；豬瘦肉洗淨，切片；大米淘洗乾淨，浸泡30分鐘；枸杞子洗淨。
2. 鍋置火上，加適量清水燒開，加入大米、雪耳煮至米粒八成熟，放入蘋果塊和豬瘦肉片煮熟，加枸杞子略煮，加鹽調味即可。

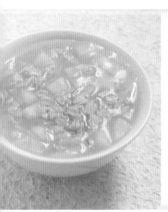

蘋果麥片粥 潤腸排毒 減肥祛脂

材料　燕麥片、蘋果各100克，蜂蜜5克。

做法

1. 蘋果洗淨，去皮除核，切塊。
2. 鍋內加適量清水燒開，加入燕麥片大火煮滾，放入蘋果塊用小火煮至黏稠，涼溫，加蜂蜜調味即可。

功效： 蘋果和燕麥片均富含膳食纖維、維他命和礦物質，可潤腸排毒、減肥祛脂，緩解便秘。

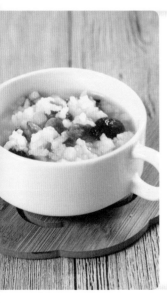

蘋果紅棗葡萄乾甜粥 活血潤膚

材料　大米、蘋果各100克，紅棗6顆，葡萄乾5克，冰糖5克。

做法

1. 大米洗淨，浸水泡30分鐘；蘋果洗淨，去皮切塊；紅棗洗淨，去核。
2. 鍋內加適量清水燒開，加入大米大火煮滾後放入蘋果塊，轉小火。
3. 再煮滾後，放入紅棗繼續煮15分鐘。
4. 加入冰糖煮至融化，撒上葡萄乾即可。

功效： 蘋果中的果膠有利於排出腸道毒素，配搭含有維他命C的紅棗和富含鐵的葡萄乾，能使膚色紅潤、有光澤。

保護胃黏膜 解鬱

香蕉

性味：性寒，味甘
歸經：歸肺、胃、大腸經

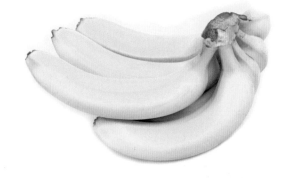

巧妙配搭

香蕉 + 燕麥

提高睡眠質素。

香蕉 + 蜂蜜

美容養顏。

人群宜忌

宜 適合痔瘡、胃潰瘍、便秘、高血壓、動脈硬化患者及生活壓力大的人。

忌 脾胃虛寒、便溏腹瀉者不宜多食。因香蕉含鉀量高，若食用過量，會增加血鉀濃度，不利於患有急性腎炎、慢性腎炎或腎功能不全者。

養生煮法

煮粥最好不選青香蕉，因為青香蕉含有過多鞣酸，具有收斂作用，吃多了容易便秘。

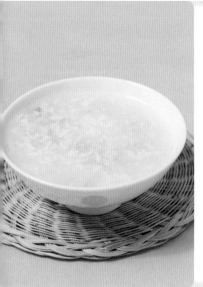

香蕉粥 潤肺滑腸 防治便秘

材料 大米 100 克，香蕉 1 根，冰糖 5 克。

做法

1. 大米洗淨，用水浸泡 30 分鐘；香蕉去皮，切塊。
2. 鍋內加適量清水燒開，加大米大火煮滾後轉小火。
3. 煮至米粒熟爛，加香蕉塊煮滾，加入冰糖煮 5 分鐘，至冰糖融化即可。

功效：大米能健脾養胃、防治便秘；香蕉有生津止渴、潤肺滑腸的作用，適合便秘、痔瘡出血者食用。兩者一起煮食，不僅能健脾養胃、生津止渴、潤肺滑腸，還能有效防治便秘。

祛痰止咳 養護咽喉

梨

性味：性涼，味甘、微酸
歸經：歸胃、肺經

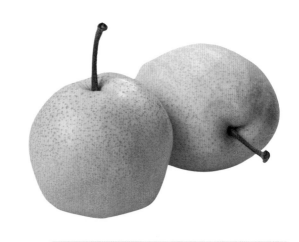

🖋 巧妙配搭

梨 + 豬肺

清熱潤肺、幫助消化。

梨 + 冰糖

利咽、補充津液。

人群宜忌

宜 最適合肺燥及陰虛所致的乾咳無痰或痰少不易咳出者。

忌 身體陽虛、畏寒肢冷者，脾胃虛弱者不宜食用。

🖋 養生煮法

煮粥宜選香梨、鴨梨，因其香甜細嫩，而沙梨等過於粗糙，不宜用來燉，直接食用更佳。

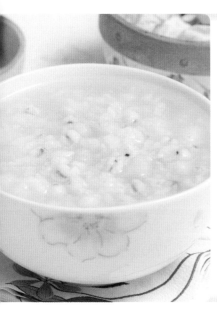

薏米雪梨粥 清肺潤燥

材料 薏米、大米各 50 克，雪梨 100 克。

做法

1. 薏米洗淨後用清水浸泡 4 小時；大米洗淨，浸水泡 30 分鐘；雪梨洗淨，去皮、核，切片。
2. 鍋內加適量清水燒開，加入薏米、大米，大火煮滾後轉小火。
3. 煮至米粒熟爛，放入雪梨煮滾即可。

功效：雪梨有很強的潤肺功效，薏米中含有豐富的維他命 E，可保護肺部健康，兩者配搭潤肺效果更好。

益腎澀精

車厘子

性味：性溫，味甘、微酸
歸經：歸脾、肝經

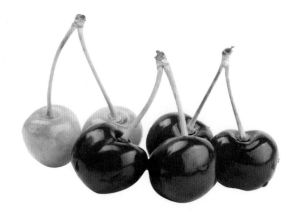

⚬ 巧妙配搭

車厘子 + 冬菇

車厘子與冬菇配搭食用，有補充腎氣、防癌抗癌、降壓降脂的功效。

● **人群宜忌**

宜 祛斑抗皺、美容養顏者及痛風患者宜多食。

忌 有潰瘍症狀、上火的人，糖尿病和腎病患者慎用。

車厘子 + 牛奶

牛奶中含鈣、鋅，配搭車厘子可強腎健體，提高精子質量。

⚬ 養生煮法

車厘子屬漿果類水果，容易損壞，最佳的保存環境是 -1℃。煮粥前，清洗的時間不宜過長，更不可浸泡，以免營養物質流失過多。

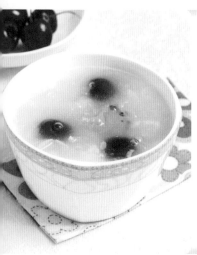

車厘子雪耳大米粥 美容養顏

材料　大米 100 克，乾雪耳 5 克，車厘子 80 克，冰糖 5 克。

做法

1. 大米洗淨，用水浸泡 30 分鐘；車厘子洗淨；乾雪耳泡發，洗淨，去硬蒂，撕小朵。
2. 鍋內加入清水燒開，加入大米大火煮滾後轉小火，煮 15 分鐘後加雪耳，繼續煮 15 分鐘，再加入車厘子、冰糖煮 5 分鐘即可。

功效：這粥適用於因氣血兩虛導致的皮膚粗糙乾皺者，可使人肌肉豐滿、皮膚嫩白光潤。

益胃止嘔 解渴利尿

芒果

性味：性涼，味甘、酸
歸經：歸胃經

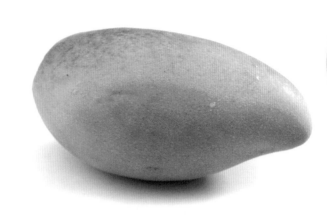

巧妙配搭

芒果＋牛奶

保護眼睛、防癌。

芒果＋奶酪

幫助鈣的吸收。

人群宜忌

宜 心血管疾病患者、咳嗽者宜食。

忌 芒果含糖量高，糖尿病患者要少
吃；過敏體質者忌食。

養生煮法

將芒果去皮、切成小塊煮粥，食用量控制在每天 100 克，吃後要及時漱
口、洗臉，可有效預防芒果過敏。

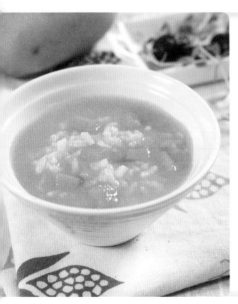

香甜芒果粥　滋潤肌膚 祛痰止咳

材料　糯米、大米各 50 克，芒果 1 個，冰糖 5 克。

做法

1. 糯米洗淨，浸水泡 4 小時；大米洗淨，
   浸水泡 30 分鐘；芒果洗淨，去皮、核，
   切塊。
2. 鍋內加適量清水燒開，放入糯米和大米，
   大火煮滾後轉小火熬煮。
3. 至粥濃稠時，加入芒果和冰糖，煮至冰
   糖融化即可。

功效：這粥富含維他命 A、維他命 C、芒果
苷等，可滋潤肌膚，祛痰止咳。

清暑解渴 消食止瀉

菠蘿

性味：性平，味甘、微澀
歸經：歸脾、胃經

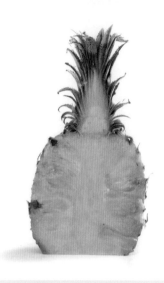

巧妙配搭

菠蘿 + 豬肉

促進豬肉中的蛋白質吸收。

菠蘿 + 雞蛋

美白肌膚，消除疲勞。

人群宜忌

宜 痛風、小便不利、中暑、身熱煩渴、消化不良、高血壓、腎炎、氣管炎患者宜食。

忌 過敏體質者及潰瘍病、出血性疾病患者忌食。

養生煮法

　　煮粥不要放太多菠蘿，否則易刺激口腔黏膜，影響口感。對菠蘿蛋白酶過敏者，食用菠蘿會出現皮膚發癢等症狀，若食用後出現明顯過敏症狀，如頭暈、嘔吐、腹瀉、全身發癢、皮膚泛紅等現象，應儘快就醫。

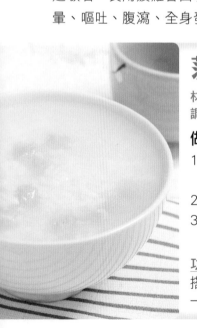

菠蘿粥 緩解傷暑不適

材料　大米 100 克，菠蘿肉 50 克。
調料　冰糖 5 克，鹽適量。

做法

1. 大米洗淨，浸水泡 30 分鐘；菠蘿肉切成小片，用淡鹽水浸泡 10 分鐘。
2. 鍋內加適量清水燒開，加入大米大火煮滾，轉小火。
3. 煮至粥成，放菠蘿煮滾，加冰糖煮 5 分鐘，至冰糖融化即可。

功效：菠蘿有清熱解暑、生津止渴的作用，和大米配搭煮粥食用，對傷暑、身熱煩渴、消化不良等症狀有一定的食療作用。

補中益氣 養血安神

紅棗

性味：性溫，味甘
歸經：歸脾、胃、心經

人群宜忌

宜 中老年人、青年人、女性尤宜食用。

忌 有濕痰、積滯、齒病者慎用；溫熱、暑濕、黃疸、腫脹者忌食。

巧妙配搭

紅棗 + 糯米

紅棗宜與糯米配搭在一起食用，因為它們均屬溫性食物，兩者同食具有溫中祛寒的功效，還可改善脾胃氣虛。

紅棗 + 百合

紅棗可鎮靜安神、補血止血；百合有清肺潤燥、滋陰清熱、理脾健胃的功效。兩者配搭食用，安神、滋陰、補血效果頗佳。

養生煮法

用紅棗煮粥，最好將紅棗破開，分為 3~5 塊，這樣有助營養成分的釋出，促使營養吸收更充分。腸胃不好的人可以將紅棗皮去掉再煮粥。

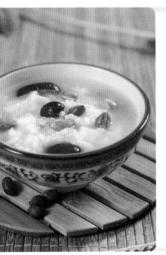

花生紅棗山藥粥　潤膚美容 補血養血

材料　大米 80 克，山藥 50 克，花生仁、紅棗各 30 克，冰糖 5 克。

做法

1. 大米洗淨後用水浸泡 30 分鐘；山藥去皮，切塊；花生仁洗淨；紅棗洗淨，去核。
2. 鍋內加適量清水燒開，加入大米和花生仁，大火煮滾後轉小火。待粥快熟，倒入山藥塊、紅棗繼續煮至米爛粥熟，加冰糖小火煮 5 分鐘，至冰糖融化即可。

功效：山藥可止瀉、補肺；紅棗和花生仁可養血補血。這粥可養血健脾、潤膚美容、強健身體。

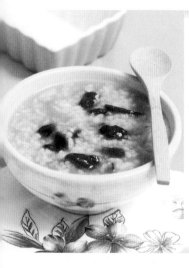

紅棗桂圓粥 補血安神

材料 糯米 100 克，桂圓肉 20 克，紅棗 10 顆，紅糖 5 克。

做法

1. 糯米洗淨，浸水泡 4 小時；桂圓肉洗淨；紅棗洗淨，去核。
2. 鍋內加適量清水燒開，加糯米、桂圓肉、紅棗，大火煮滾後轉小火。煮 40 分鐘，加入紅糖攪勻即可。

功效： 桂圓有補血益心、消除疲勞等作用；紅棗有補氣養血、滋補安神的功效；紅糖有補血護膚的功效。三者和糯米配搭煮粥，有補血安神、消除疲勞的作用。

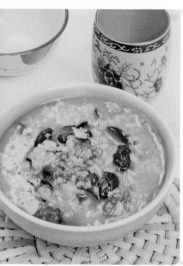

核桃木耳紅棗粥 防治脫髮

材料 木耳 20 克，核桃仁 50 克，大米 100 克，紅棗 10 顆，冰糖 5 克。

做法

1. 木耳放入溫水中泡發，去蒂，除去雜質，撕成片；大米洗淨，用水浸泡 30 分鐘；核桃仁洗淨後，用刀壓碎；紅棗洗淨，去核。
2. 鍋內加適量清水燒開，加入大米、木耳、核桃仁和紅棗，大火煮滾後轉小火。
3. 煮至木耳熟爛、粥黏稠，加冰糖煮 5 分鐘，至冰糖融化即可。

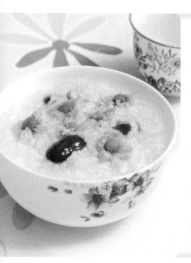

紅棗菊花粥 清熱明目

材料 大米 100 克，菊花 10 克，紅棗 10 顆。

做法

1. 紅棗洗淨，去核；菊花洗淨；大米洗淨後，用水浸泡 30 分鐘。
2. 鍋內加適量清水燒開，放入紅棗、大米，大火煮滾後轉小火。
3. 煮 40 分鐘，至粥黏稠，加菊花煮 10 分鐘即可。

功效： 這粥有疏風散熱、平肝解毒、清肝明目、平肝陽、解毒等功效。

開胃消食 化滯消積

山楂

性味：性微溫，味酸、甘
歸經：歸脾、胃、肝經

巧妙配搭

山楂 + 牛肉

促進人體對牛肉中鐵質
的吸收。

山楂 + 紅茶

開胃消食，理氣和中，
消食止痢。

● **人群宜忌**

宜 消化不良，高血壓、高血脂症患者，
跌打損傷者宜食。

忌 患十二指腸潰瘍和胃酸過多者慎食；
炎症患者、孕媽媽忌食。

養生煮法

煮山楂粥不宜用鐵鍋，因為其中的果酸會與鐵結合成鐵化合物，易引起
噁心、嘔吐等症狀。

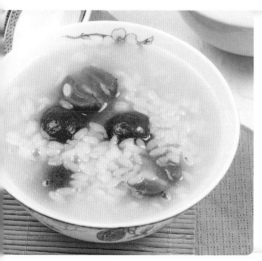

山楂粥 消除肉食積滯

材料　山楂 50 克，大米 100 克。

做法

1. 山楂洗淨，去籽和蒂；大米洗淨，浸
泡 30 分鐘。
2. 鍋內加入清水燒開，放山楂、大米，
煮滾後轉小火煮至米粒軟爛即可。

功效：山楂常被用在消化藥物中，與大
米配搭煮粥可以開胃消食，特別有助於
消除肉食積滯。

溫陽補血

荔枝

性味：性微溫，味甘、微酸
歸經：歸脾、胃、肝經

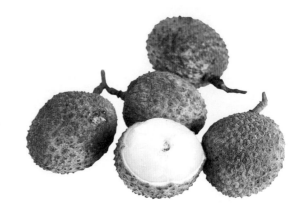

巧妙配搭

荔枝 + 紅棗

紅棗可補脾養胃、益氣補血，與荔枝配搭食用，有健脾益腎、養血補血的功效。

荔枝 + 西瓜

西瓜有清熱利水的作用，和荔枝配搭打成果汁，可降低荔枝的燥熱，口味更佳。

人群宜忌

宜 尤其適合產婦、老人、體質虛弱、病後調養者食用。

忌 咽喉乾疼、鼻出血者忌食，糖尿病和腎病患者應慎食。

養生煮法

用荔枝做粥，要留意其保存問題，以免食用腐壞的荔枝影響健康。成熟的荔枝夏季室溫下放兩三天就會開始腐壞，當荔枝從紅豔的果皮轉成褐色，就是腐壞的徵兆。可將荔枝密封包好，放入冰箱冷藏，能稍稍延長保存時間。

荔枝紅豆粥　祛斑美白 紅潤肌膚

材料 紅豆 60 克，荔枝 50 克，大米 40 克，白糖 5 克。

做法

1. 紅豆洗淨後，浸水泡 4 小時；大米洗淨，浸水泡 30 分鐘；荔枝去殼，去核。
2. 鍋內加適量清水燒開，放紅豆、大米，大火煮滾後轉小火。煮 40 分鐘至粥軟爛，再加荔枝略煮，放白糖攪勻即可。

功效：紅豆健脾養胃、和氣補血，使人面色紅潤；荔枝可促進人體的血液循環，防止雀斑，令皮膚更加光滑。兩者和大米配搭煮粥，有祛斑美白、紅潤肌膚的功效。

特色

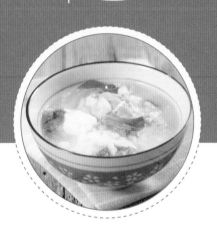

滋補

Part 6

廣東粥
——用心慢慢煮的滋補養生粥

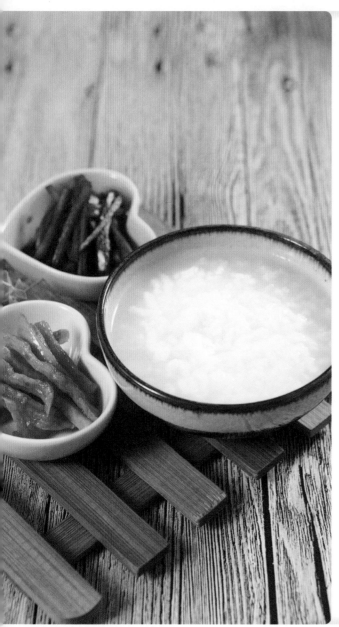

潮汕白粥 養胃佳品

材料　大米 100 克，蘿蔔、芥菜各 100 克，鹽適量。

做法

1. 把蘿蔔、芥菜洗淨，用熱水稍微煮過，加適量鹽，醃制 2~3 天，在通風的地方曬乾；大米洗淨，浸泡 30 分鐘，瀝乾，加油拌勻。

2. 鍋內加入清水燒開，放大米大火煮滾，轉小火煮，不時攪拌，防止溢鍋，待粥熟關火，至上面浮起一層粥漿，如膠似脂。

3. 食用時，配搭蘿蔔脯、芥菜即可。

特色：吃潮汕白粥時，要趁熱，端一碗白粥，鹹菜、菜脯、烏橄欖、豆乾、鹹蛋、鹵蟹仔、鹵蜆、炸花生、醃青瓜、橄欖菜、熟魚等「雜鹹」都可以當配菜。菜脯是潮汕地區的特產，和鹹菜的區別是，鹹菜會連水分醃制，鹹味清淡但入味；菜脯要去除水分來醃制，吃起來乾爽鹹鮮。大米洗淨瀝乾後拌油，能讓米迅速綻開，口感更香滑。

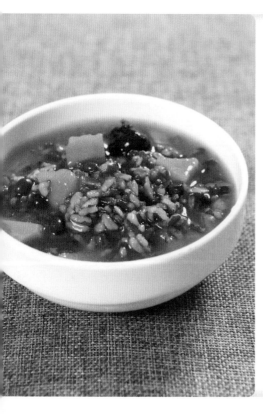

廣東南瓜紅米粥

補中益氣

材料　紅米 50 克，南瓜 100 克，紅棗 5 顆，紅豆 20 克，蜂蜜 5 克。

做法

1. 紅米、紅豆洗淨後用水浸泡 4 小時；南瓜去皮去瓤，洗淨，切小塊；紅棗洗淨，去核。
2. 鍋內加清水燒開，加入紅米、紅豆、大火煮滾後轉小火煮 40 分鐘，加紅棗、南瓜煮至米爛豆軟，涼溫，加蜂蜜調味即可。

功效： 紅米含有豐富的澱粉、植物蛋白質和鐵質，可補充消耗的體力，有補血及預防貧血的功效，能有效紓緩疲勞、精神不振和失眠等症狀；南瓜具有補中益氣、消炎止痛的作用。

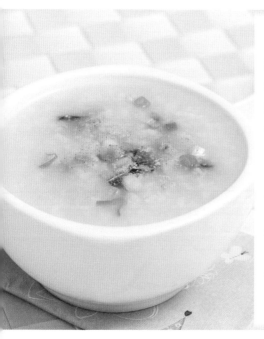

皮蛋瘦肉粥

清熱消炎 滋補健身

材料　大米 100 克，豬瘦肉 50 克，皮蛋 1 個。
調料　葱末、料酒各 5 克，鹽、胡椒粉各 3 克。

做法

1. 大米洗淨，浸水泡 30 分鐘；皮蛋去殼，切小粒。
2. 豬瘦肉洗淨，放入開水鍋中，加料酒煮熟，切絲。
3. 鍋內加適量清水燒開，加入大米，大火煮滾。
4. 繼續煮 30 分鐘，加鹽、皮蛋、熟豬肉絲攪勻，煮滾，撒上胡椒粉、葱末即可。

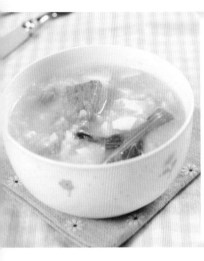

鹹蛋排骨芥菜粥 補虛損 強筋骨

材料 排骨 200 克，鹹蛋 20 克，大米、芥菜各 100 克。
調料 薑片、鹽各 5 克，白糖 2 克。

做法

1. 大米洗淨，用水浸泡 30 分鐘；排骨洗淨，瀝乾水，用鹽醃 30 分鐘；將鹹蛋打開，切塊；芥菜洗淨，掰開。
2. 鍋內加適量清水燒開，加入大米、醃好的排骨、薑片，大火煮滾之後轉小火煮 1 小時，加入鹹蛋、芥菜稍煮，加白糖調味。

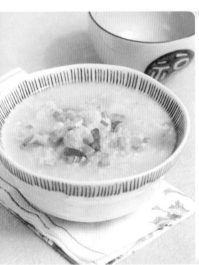

狀元及第粥 補血補腎

材料 大米 100 克，豬肉片、豬膶片、豬肚塊、豬腰片各 25 克，油條碎 20 克。
調料 生粉、料酒、薑末、芫茜末、葱末各 5 克，鹽 4 克。

做法

1. 大米洗淨，用水浸泡 30 分鐘；豬膶片加適量生粉抓勻；將豬肉片、豬膶片、豬肚塊和豬腰片放入加了少量鹽、料酒、薑末的沸水中焯熟。
2. 鍋內加適量清水燒開，加入大米煮滾後轉小火煮 30 分鐘，加豬肉片、豬膶片、豬肚塊、豬腰片煮滾，加鹽、油條碎、芫茜末、葱末攪勻即可。

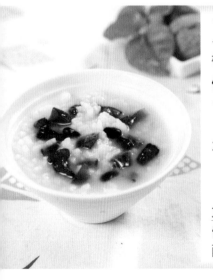

叉燒皮蛋粥 補腎養血 提高食慾

材料 大米 100 克，蠔豉 80 克，皮蛋 75 克，叉燒肉 50 克。

做法

1. 大米洗淨，浸泡 30 分鐘；蠔豉用水浸開，洗淨；皮蛋去殼，切小塊。
2. 鍋中加適量清水燒開，加入大米，大火煮滾後放蠔豉，轉小火，煮 40 分鐘後，加入叉燒肉、皮蛋塊煮 5 分鐘，加鹽調味即可。

功效：叉燒肉可補腎養血，滋陰潤燥；蠔豉可除去體內的有毒物質；皮蛋能刺激消化器官，增進食慾。配搭做粥，具有補腎養血、提高食慾的功效。

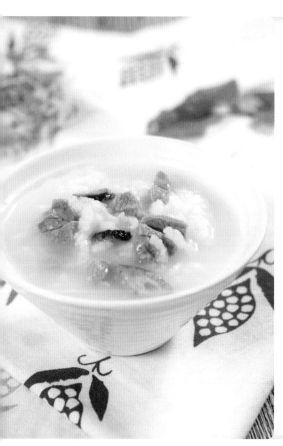

參芪羊肉粥

暖身益氣

材料　大米 100 克，羊肉 200 克，人參 2
　　　克，黃芪 15 克。

調料　老薑 50 克，料酒 10 克，鹽 3 克，
　　　豬骨湯適量。

做法

1. 大米洗淨，浸水泡 30 分鐘；羊肉
洗淨，切塊，焯水撈出，用溫水
洗去浮沫；老薑洗淨，拍鬆；人參、
黃芪洗淨。

2. 鍋內倒入適量清水和豬骨湯燒開，
加入大米，煮滾後放入料酒、老
薑、人參、黃芪、羊肉塊，大火
燒開後轉小火煮 1 小時，加鹽調
味即可。

注意：人參是補藥，宜小量長服，每
日 1~2 克即可。青少年、高血壓患者
及有實證、熱證等人士都不應服用。

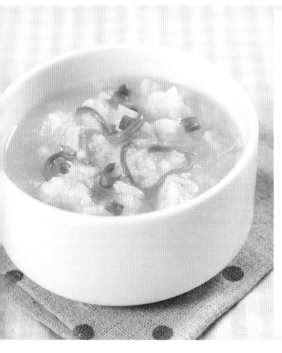

蟲草花雞粥

補肝腎　益精髓　止血化痰

材料　大米、雞腿肉各 100 克，蟲草花
　　　10 克。

調料　葱末、薑絲、鹽、麻油、胡椒粉各
　　　3 克，生粉 5 克。

做法

1. 大米洗淨，用水浸泡 30 分鐘；雞
腿肉切小塊，加薑絲、麻油、生粉
醃漬 30 分鐘；蟲草花洗淨後泡軟。

2. 鍋內加適量清水燒開，加入大米，
大火煮滾後轉小火。

3. 煮 20 分鐘後，加入蟲草花、雞肉
塊，繼續煮 20 分鐘，加鹽、胡椒
粉和葱末調味即可。

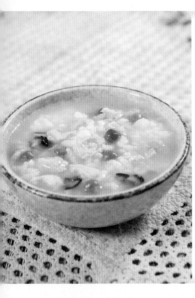

生滾滑雞粥 補脾益腎

材料　雞腿肉、大米各 100 克，雞蛋 1 個，鮮冬菇 20 克，青豆 10 克。
調料　雞湯 200 克，醬油、蠔油各 3 克，胡椒粉、鹽各 2 克。

做法

1. 雞腿肉洗淨，切成小塊，加醬油、蠔油醃漬 10 分鐘；大米洗淨，用水浸泡 30 分鐘；青豆洗淨；冬菇洗淨，切粒。
2. 鍋內加適量清水燒開，加入大米，煮滾後加入雞湯，大火煮滾後轉小火。
3. 煮 30 分鐘後，加入雞塊、冬菇粒、青豆攪勻，繼續煮 20 分鐘，打入雞蛋，攪成蛋花即可。

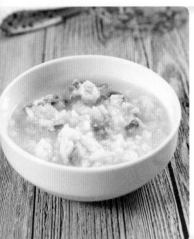

粵式生料粥 有助於肌肉生長

材料　雞雜 50 克，雞蛋 1 個，大米 100 克。
調料　薑絲、白糖、生抽、鹽各 3 克，米酒 5 克。

做法

1. 將大米洗淨，用水浸泡 30 分鐘；將雞雜洗淨，切細絲，放白糖、米酒、生抽、薑絲醃漬 1 小時。
2. 鍋內加適量清水燒開，加入大米，煮滾後轉小火。
3. 煮 40 分鐘後，轉大火將粥煮滾後放入雞雜絲。
4. 待雞雜變色，放鹽調味，將雞蛋打散放入，燙熟即可。

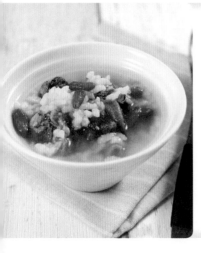

茶樹菇枸杞烏雞粥 滋陰補氣

材料　烏雞 300 克，大米 100 克，茶樹菇 30 克，枸杞子 5 克。
調料　鹽、葱段各 3 克，薑片 5 克，料酒適量。

做法

1. 烏雞去內臟，洗淨，剁小塊；大米洗淨，浸泡 30 分鐘；枸杞子洗淨；茶樹菇泡軟，切段。
2. 烏雞塊冷水下鍋，待水開後撇去浮沫，放入茶樹菇段、葱段、薑片、料酒。
3. 大火燒開後，加入大米，轉小火煮 1 小時後，放入枸杞子稍煮，加鹽調味即可。

潮汕砂鍋粥 保護心血管系統

材料　大米 100 克，蝦肉 80 克，水發海米 10 克，冬菜 20 克。
調料　薑末 5 克，鹽 3 克，胡椒粉少許。

做法

1. 大米洗淨，用水浸泡 30 分鐘；蝦洗淨、切段；海米洗淨；冬菜洗淨，切細。
2. 鍋內加適量清水燒開，放入大米，大火煮滾後轉小火。
3. 煮 40 分鐘，加入海米、蝦肉、冬菜，繼續煮 3 分鐘，加入薑末、胡椒粉、鹽調味即可。

特色：潮汕砂鍋粥是潮汕地區專用砂鍋煮出來的特色鹹香粥品，鮮美異常，還有股淡淡的清香，是遍佈廣州街頭的傳統美食，現已成為一種時尚飲食，風靡全國。最大特點是即煲即吃，用米考究，用料鮮美多樣。

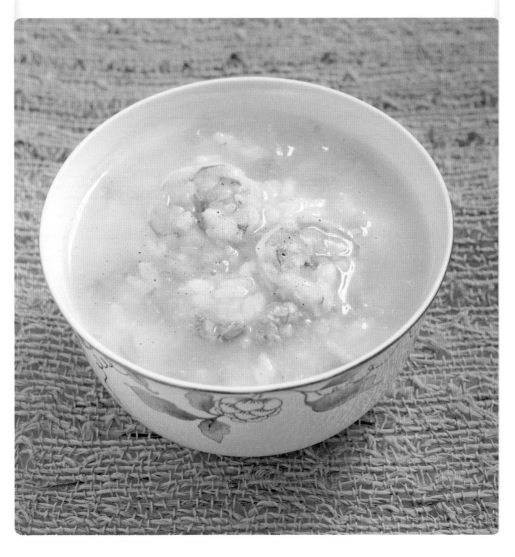

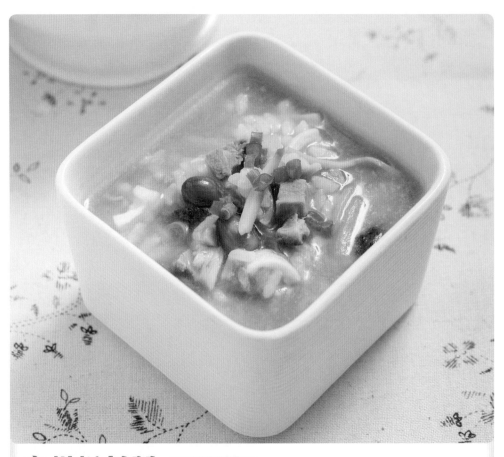

廣州艇仔粥 改善肝臟功能

材料　大米 100 克，鮮魷魚 80 克，豬肉皮、燒鴨肉各 50 克，豬肚 30 克，油炸花生仁、瑤柱各 25 克。

調料　葱末、薑末、醬油各 5 克，鹽 4 克。

做法

1. 大米洗淨後用水浸泡 30 分鐘；鮮魷魚洗淨，切絲，焯燙至熟；豬肚洗淨，切碎；瑤柱用溫水泡開，撕碎；豬肉皮洗淨，切絲，煮熟爛；燒鴨肉切小塊。

2. 鍋內加水煮滾，再加大米、瑤柱、豬肚碎，待再次煮滾後用小火煮至粥成，加鹽調味。

3. 將魷魚絲、豬皮絲、燒鴨肉塊、花生仁放入大碗內，將煮好的粥倒入碗中，再加醬油、薑末、葱末拌勻即可。

特色：艇仔粥是一種廣東粥品，又稱「荔灣艇仔粥」，原本是一種在小艇專供的粥。但因其原料多而不雜、口感鮮美、綿軟潤滑而備受喜愛，便漸漸成為當地特色粥品。現在在廣州、香港以至海外各地的廣東粥舖，艇仔粥都是必備之選。

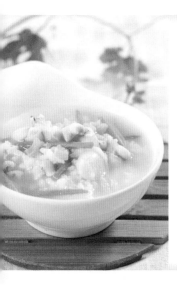

瑤柱田雞粥　高蛋白質 低膽固醇

材料　田雞、大米各 100 克，紅蘿蔔 30 克，瑤柱 50 克。
調料　鹽 3 克，料酒 2 克。

做法

1. 田雞清洗乾淨，切成塊，加入鹽、料酒醃漬；紅蘿蔔洗淨，切成絲；瑤柱去除老筋，用溫水泡開，撕碎；大米洗淨，用水浸泡 30 分鐘。
2. 鍋內加適量清水，加入大米與瑤柱，大火煮滾後轉小火。
3. 煮 40 分鐘後加入紅蘿蔔絲、醃漬好的田雞，煮 10 分鐘即可。

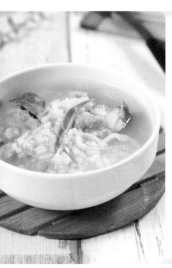

乾魷蝦蟹粥　促進骨骼發育 緩解骨質疏鬆

材料　大米、蝦仁各 100 克，大閘蟹 200 克，乾魷魚、粟米粒各 50 克。
調料　鹽、薑絲、料酒各 3 克。

做法

1. 乾魷魚洗淨，用水浸泡 1 夜，切段；大米洗淨，用水浸泡 30 分鐘；粟米粒焯水煮熟撈出；螃蟹洗淨，去雜，切小塊；蝦仁洗淨，切段。
2. 鍋內加適量清水燒開，加大米，大火煮滾後轉小火。
3. 煮 40 分鐘後加入粟米粒、螃蟹塊、魷魚段和薑絲。
4. 繼續煮 5 分鐘，放入蝦仁段稍煮，加鹽調味即可。

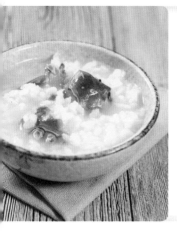

蟹膏粥　滋補身體

材料　大米 100 克，蟹膏 200 克。
調料　鹽、白糖、胡椒粉、麻油、薑絲各 3 克。

做法

1. 蟹膏洗淨、分解，切小塊，撒上少許鹽、胡椒粉醃漬；大米洗淨，用水浸泡 30 分鐘。
2. 鍋內加適量清水，加大米，大火煮滾後轉小火煮。
3. 煮 40 分鐘後待粥煮至黏稠，放入蟹塊、薑絲。
4. 繼續煮 10 分鐘，加鹽、白糖調味，滴上麻油即可。

Part 7

其他地方粥

——舌尖上的家鄉味道

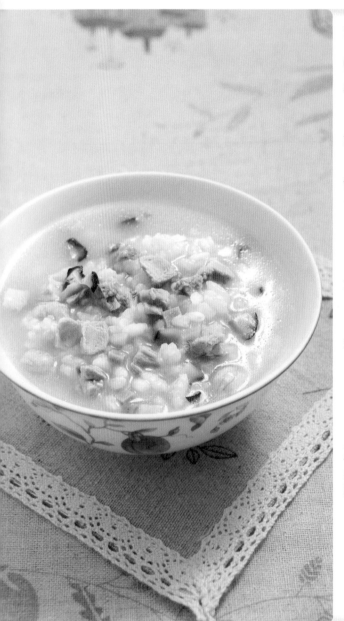

福建鴨羹粥

養陰補虛

材料　糯米 100 克，鴨胸肉 150
　　　克，火腿 30 克，花生仁 50
　　　克，冬菇 40 克。

調料　清湯 300 克，黃酒 15 克，
　　　鹽 3 克。

做法

1. 糯米洗淨，用水浸泡 4 小
   時；鴨胸肉洗淨，切小塊，
   焯水；冬菇和火腿切粒；花
   生仁洗淨。

2. 將鴨肉盛出放入碗中，加入
   黃酒及清湯，上鍋蒸 2 小
   時。

3. 鍋內加適量清水燒開，加入
   糯米、火腿、冬菇、花生仁
   和鴨肉，用大火燒開後，轉
   小火煮成爛粥，加鹽調味即
   可。

功效：鴨羹粥是福建的特色粥
品，可以滋補養陰、補虛勞，
脂肪低，易消化。

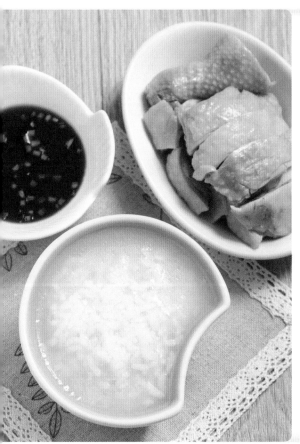

小紹興雞粥 強壯身體

材料 大米 100 克，白切雞 1 隻。
調料 醬油、白糖、蔥末、薑末各 5 克，麻油適量。

做法

1. 大米洗淨，用水浸泡 30 分鐘；白切雞洗淨，去內臟。
2. 鍋內加適量清水燒開，加入蔥末、薑末煮滾，放入雞，煮滾後轉小火。
3. 繼煮 20 分鐘，將雞翻面，煮到雞浮起後撈出，放入冷水中浸泡、洗淨，瀝乾，然後將麻油塗滿外皮。
4. 將雞湯中的蔥末、薑末撈出後加入大米，煮至黏稠成粥。
5. 另起一鍋製作蘸料，放入醬油，加適量水、白糖、薑末煮滾，倒入碗中，冷卻後加入蔥末；將雞切成條狀，裝盤即可。

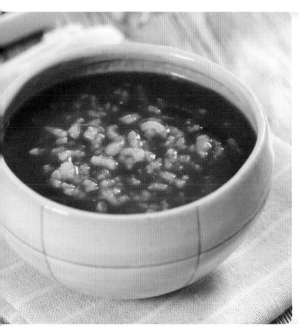

蘇州糖粥 驅寒暖身

材料 大米、糯米各 50 克，糯米粉、紅豆沙各 30 克。
調料 薑片 3 克，黃糖 5 克，鹽 2 克。

做法

1. 糯米洗淨，浸水泡 4 小時；大米洗淨，浸水泡 30 分鐘。
2. 將糯米、大米和薑片一起煮成黏稠的粥。
3. 糯米粉和水混合，邊加熱邊攪拌，煮成糊狀後加入黃糖和紅豆沙，繼續攪拌。
4. 豆沙融了後撒一點鹽，把攪拌好的豆沙糊澆到粥上即可。

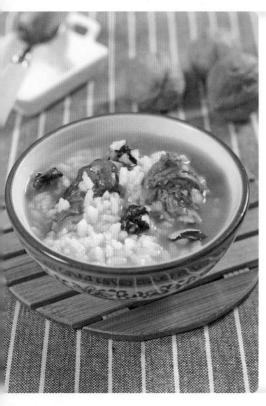

湖北八卦粥 滋陰補虛

材料　龜肉 250 克，大米 100 克，核桃仁 25 克。

調料　葱段、薑片、花椒、鹽各 5 克，豬油、麻油各適量。

做法

1. 龜肉洗淨，切塊；大米洗淨，浸泡 30 分鐘；核桃仁洗淨。
2. 鍋置火上，加入豬油燒熱，放入葱段、薑片炸香，放入龜肉塊和核桃仁，淋上麻油，煸炒 5 分鐘，加鹽炒香，倒入鍋中，加適量清水，大火燒開，煨 2 小時，加入大米，煮至米爛粥稠即可。

功效：湖北一帶素有將龜煨湯的習俗。因龜甲形似八卦，故此粥又稱為「八卦粥」。中醫認為，龜肉性平，味甘、鹹，有滋陰降火、補陰血、強筋骨的功效。

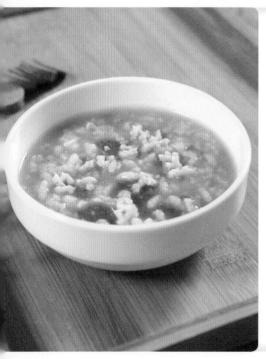

湖北特色飯焦粥

厚腸胃 助消化

材料　大米、小米飯焦各 30 克，乾山楂片 20 克，白糖 3 克。

做法

1. 將小米飯焦掰碎；乾山楂片洗淨；大米洗淨，用水浸泡 30 分鐘。
2. 鍋內加適量清水燒開，加入大米和山楂片，大火煮滾後轉小火。
3. 至粥將成時，加入小米飯焦碎、白糖攪勻即可。

功效：湖北的飯焦粥是用土灶煮出的好味道。飯焦的做法是關鍵：做米飯時，掌握好火侯，不大也不小，待米飯熟，盛出飯，鍋底就會留一個漏斗形的大飯焦了。

東北大碴子粥 清腸排毒

材料　粟米碴 100 克，赤小豆 50 克，小蘇打少許。

做法

1. 粟米碴和赤小豆洗淨，分別用水浸泡 4 小時。
2. 鍋內加適量清水燒開，放入粟米碴和赤小豆，大火燒開。
3. 繼續中火煮，期間用匙子不時攪拌，加少許小蘇打，煮到粥稠豆爛即可。

功效：這粥富含膳食纖維，可增強消化功能，促進腸蠕動，清潔腸道。

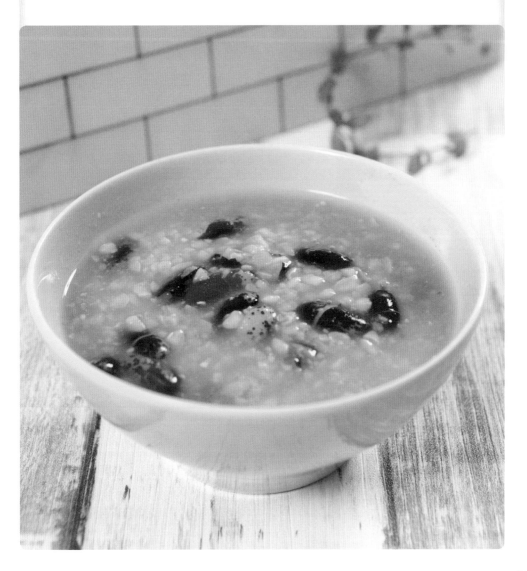

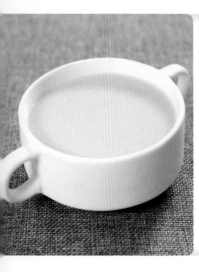

棗莊粥 健脾利濕

材料　黃豆、小米各 50 克。

做法

1. 黃豆洗淨，浸泡 4 小時；小米洗淨。
2. 將黃豆和小米用豆漿機磨成漿。
3. 將打好的漿放入鍋中，大火燒開即可。

特色：在棗莊地區（山東一帶），提到粥肯定是這種，而不是廣義上的稀飯。棗莊粥醇厚細膩，夾雜着濃濃的豆香和米香。經典的配搭是油條，掰成一段一段泡在粥裏，慢慢享用一份醇厚和安寧。

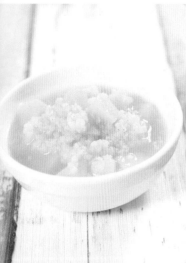

山西馬鈴薯稠粥 滋陰強身

材料　小米 75 克，馬鈴薯 50 克。

做法

1. 小米洗淨；馬鈴薯洗淨，去皮，切小塊。
2. 鍋內加適量清水（水要比平時少 10%），放入小米、馬鈴薯大火燒開，轉小火煮成粥即可。

特色：馬鈴薯稠粥介於粥與飯之間，煮法與小米粥類似，只是米要多下些、水要適當少點。煮好的稠粥出鍋時，要不停攪拌，使其格外黏稠。在山西，孩子吃的時候會將一匙稠粥放入碗裏，搖一搖，讓其成圓球。這樣吃起來更有趣。

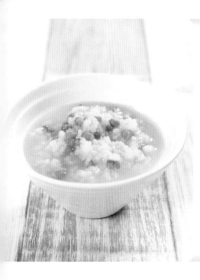

山西壽陽珍珠粥 補中益氣

材料　小米 50 克，大米、綠豆各 30 克。

做法

1. 小米洗淨；綠豆洗淨，浸泡 4 小時；大米洗淨，用水浸泡 30 分鐘。
2. 鍋內放大米、小米、綠豆和適量清水，大火燒開，轉小火煮至米爛粥熟即可。

特色：清道光年間，道光帝到山西壽陽避暑時品嘗過此粥，稱其「晶瑩鮮綠，如珍珠一般」，由此流傳開來。

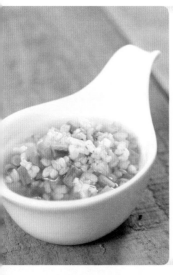

北京大麥米粥　健脾胃 化積食

材料　大麥米 80 克，豆角 30 克，紅糖適量。

做法

1. 將大麥米洗淨，浸泡 4 小時；豆角洗淨，切小段。
2. 鍋中放入適量清水、大麥米和豆角段，大火燒開，撇去浮沫，用小火煮 60 分鐘，期間不斷用匙攪動，待煮到大麥米開花、豆角段熟爛、粥黏稠時，加紅糖攪勻即可。

功效：大麥米含有的可溶性膳食纖維 β - 葡聚糖，可有效降低血液中的膽固醇，促進腸蠕動，輔助治療便秘。配搭豆角煮粥有健脾胃、化積食的作用。

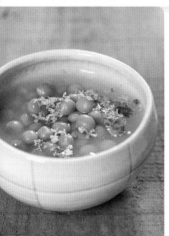

北京青豆粥　補中益氣 利小便

材料　青豆 150 克。
調料　紅糖、白糖各 10 克，玫瑰糖、桂花糖各 2 克。

做法

1. 將青豆洗淨，用水浸泡 4 小時；桂花糖、玫瑰糖分別加入少許清水調成汁。
2. 鍋中放入適量清水、青豆，大火煮滾，轉小火煮 3 小時。
3. 先在碗中放入紅糖、白糖，盛上青豆粥，撒上桂花糖汁和玫瑰糖汁攪勻即可。

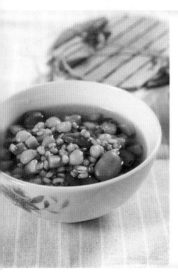

東鄉族羅波粥　醒脾和胃

材料　大麥、小麥、蠶豆、扁豆、鮮粟米粒各 20 克，豬肉 50 克，肉湯適量。

做法

1. 大麥、小麥、蠶豆、扁豆分別洗淨，浸泡 4 小時；鮮粟米粒洗淨；豬肉洗淨，切塊。
2. 鍋內放肉湯、大麥、小麥、蠶豆、扁豆、鮮粟米粒和適量清水大火燒開，小火煮 1 小時，加豬肉塊煮熟即可。

特色：羅波粥是東鄉人特製的肉粥，寓有對當年五穀豐收的祝願。

Part 8

私房宴客粥
——驚豔客人的味蕾

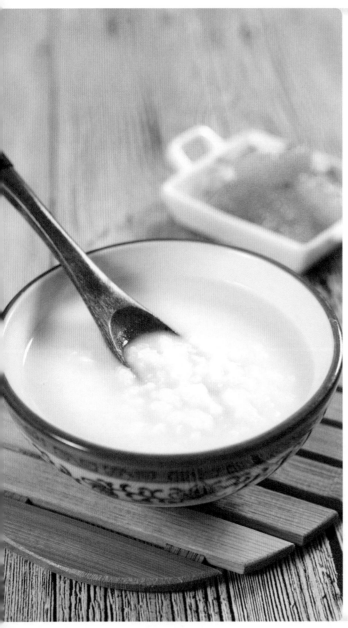

民國美齡粥

排毒養顏

材料　黃豆、糯米、山藥各 30
　　　克，大米 100 克，橘子
　　　20 瓣。

調料　鹽、檸檬汁、冰糖各 3 克。

做法

1. 將大米洗淨，用水浸泡
　 30 分鐘；將糯米洗淨，
　 用水浸泡 4 小時。

2. 黃豆洗淨，浸泡 4 小時，
　 用豆漿機做出約 500 克
　 豆漿，混入少量清水。

3. 山藥洗淨，上鍋蒸熟，再
　 將蒸好的山藥放涼，去
　 皮，壓成山藥泥。

4. 鍋內加適量清水燒開，放
　 入大米、糯米、山藥泥和
　 豆漿，煮滾後轉小火煮至
　 濃稠，加入冰糖煮 5 分
　 鐘，至冰糖融化，加鹽調
　 味，滴檸檬汁，配搭橘子
　 瓣即可。

功效：豆漿能調節雌激素，
橘子中含的維他命 C 能美容
護膚，山藥可生津益肺，配
搭做粥，能養顏美容，排毒
瘦身，延年益壽。

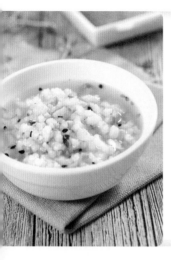

荷香五仁粥 滋養肝腎

材料 大米 20 克，糯米 50 克，熟黑芝麻碎、熟白芝麻碎、瓜子仁、熟花生仁、腰果仁各 10 克，荷葉 1 塊，冰糖 5 克。

做法

1. 大米洗淨，用水浸泡 30 分鐘；糯米洗淨，浸泡 4 小時；壓碎熟花生仁和腰果仁；荷葉洗淨，加水煎汁。
2. 鍋內加適量清水、荷葉汁燒開，倒入大米、糯米，煮滾後轉小火煮。煮 40 分鐘後，加冰糖煮至融化，倒入花生仁、瓜子仁、腰果仁、熟黑芝麻碎、熟白芝麻碎，攪勻即可。

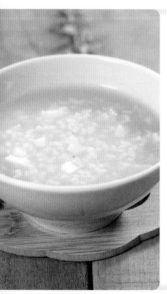

綠萼梅山藥冰糖糯米粥

疏肝和胃

材料 糯米 50 克，鮮綠萼梅花、大米各 10 克，山藥 70 克，荷葉汁適量，冰糖 5 克。

做法

1. 糯米洗淨，浸泡 4 小時；綠萼梅花去雜質，洗淨；大米洗淨，浸泡 30 分鐘；山藥去皮洗淨，切厚片。
2. 鍋內加適量清水、荷葉汁煮滾轉小火，放綠萼梅花煮 10 分鐘，撈去花瓣留汁。
3. 另起一鍋，加水燒開，放糯米、大米煮滾後轉小火煮 40 分鐘，放山藥煮 20 分鐘，放綠萼梅荷葉汁，小火繼續煮 5 分鐘，放冰糖煮至融化即可。

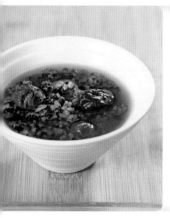

紅棗紅糖黑糯米粥 補血養胃

材料 黑糯米 100 克，紅棗 10 顆，桂圓肉 10 克，紅糖 5 克。

做法

1. 黑糯米洗淨，用水浸泡 4 小時；紅棗洗淨，去核；桂圓肉洗淨備用。
2. 鍋內加適量清水燒開，加黑糯米、紅棗和桂圓肉，大火煮滾後轉小火煮。煮 1 小時後，加紅糖攪勻即可。

功效：這粥有溫腎、健脾、補血、養胃的功效。

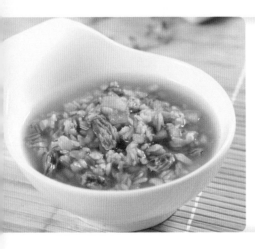

蘋果肉桂麥片粥 排毒暖身

材料 燕麥片 50 克，肉桂粉 20 克，蘋果 100 克，葡萄乾 10 克，蜂蜜適量。

做法

1. 蘋果洗淨，去皮、核，切小塊。
2. 鍋中倒水燒開，加入燕麥片和蘋果塊，略加攪拌，用小火煮，加葡萄乾煮 5 分鐘，撒上肉桂粉關火，涼至溫熱，淋上蜂蜜攪勻即可。

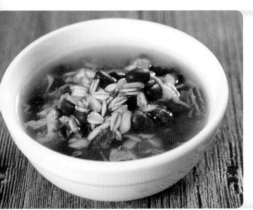

雞蛋麥片紅豆粥 瘦身美容

材料 紅豆、燕麥片各 30 克，雞蛋 1 個。

做法

1. 紅豆洗淨，浸水泡 4 小時；葡萄乾洗淨。
2. 鍋內加適量清水燒開，加入紅豆大火煮滾後轉小火。
3. 煮 40 分鐘，加燕麥片煮滾，打入雞蛋，用筷子迅速攪散。略煮幾分鐘即可。

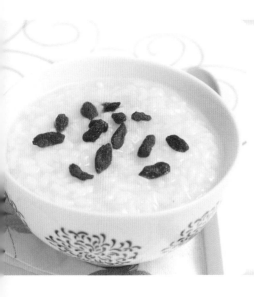

荷葉大米粥 清暑散瘀

材料 大米 100 克，枸杞子 8 克，乾荷葉 1 塊，白糖 5 克。

做法

1. 大米淘洗乾淨，用水浸泡 30 分鐘；枸杞子洗淨；乾荷葉洗淨，切片。
2. 鍋置火上，加適量清水燒沸，放入大米，用大火煮沸，改小火煮到米粒裂開，加入乾荷葉片、枸杞子同煮。
3. 待米粒軟爛，挑出荷葉，盛出。食用時加白糖調味即可。

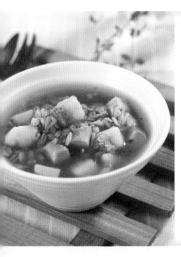

抹茶麥片粥 增強體力 預防腸癌

材料 燕麥片100克，牛奶200克，香蕉1根，牛油果50克。
調料 抹茶粉、白糖各3克。

做法

1. 香蕉剝皮，切小塊；牛油果剝皮，去核，切小塊。
2. 鍋內加適量清水燒開，加入燕麥片燒開，轉小火煮10分鐘。
3. 另起一鍋，加牛奶、抹茶粉，加熱至呈深綠色液體。
4. 把抹茶牛奶倒入燕麥鍋中，大火稍煮，加入白糖、香蕉塊、牛油果塊攪勻即可。

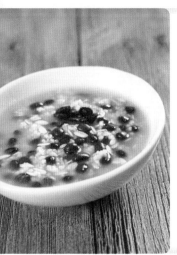

紅豆小米燕麥紅棗粥 和胃安神

材料 紅豆、小米各30克，燕麥20克，紅棗6顆，冰糖5克。

做法

1. 紅豆、燕麥洗淨後，浸水泡4小時；小米洗淨；紅棗洗淨，去核。
2. 鍋內加適量清水，加入燕麥、小米、紅豆，大火煮滾後轉小火。
3. 煮50分鐘後，加入紅棗，煮15分鐘，至粥軟爛，加入冰糖煮5分鐘至冰糖融化即可。

<u>功效</u>：這粥可和胃安神，改善血液循環，預防骨質疏鬆。

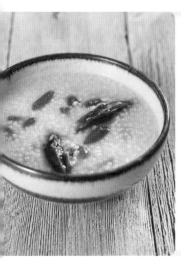

梔子花枸杞小米粥 益氣養血

材料 小米50克，梔子花8克，枸杞子5克，冰糖5克。

做法

1. 將小米洗淨；梔子花用淡鹽水浸泡20分鐘，洗淨；枸杞子洗淨。
2. 鍋中放適量水，放入小米，大火煮滾後轉小火。
3. 繼續煮20分鐘後，放入枸杞子、梔子花、冰糖，煮5分鐘至冰糖融化即可。

<u>功效</u>：梔子花富含膳食纖維，可預防痔瘡和直腸癌；枸杞子有明目功效，小米可和胃養胃，益氣補血。

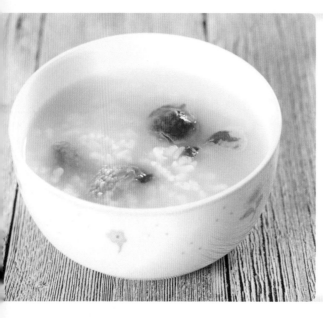

芍藥花粥

養血調經

材料　大米 80 克，芍藥花 8 克。

做法

1. 將大米洗淨，浸水泡 30 分鐘；芍藥花洗淨。
2. 鍋內加水燒開，加入大米，大火煮滾後轉小火煮 30 分鐘後，加芍藥花煮 10 分鐘即可。

功效：這粥能養血調經，輔治肝氣不調、血氣虛弱而煩躁、經期腹痛等症。

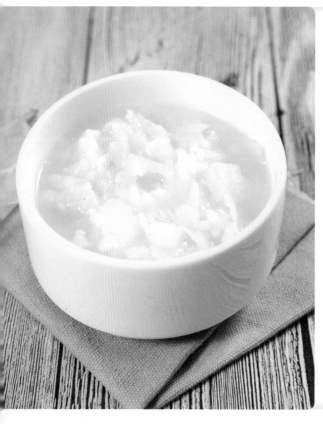

花膠鯽魚糯米粥

滋陰固腎

材料　花膠 30 克，大米 70 克，糯米 30 克，鯽魚肉 100 克。
調料　薑末、鹽各 3 克。

做法

1. 花膠浸泡 30 分鐘後剪成段；鯽魚肉切片；大米洗淨，浸泡 30 分鐘；糯米洗淨，浸泡 4 小時。
2. 鍋內加適量清水燒開，加花膠段大火煮滾，加大米、糯米、薑末大火燒開，轉小火煮 40 分鐘，放鯽魚肉煮 10 分鐘，加鹽調味即可。

功效：花膠是各類魚鰾的乾製品，以富有膠質而著名。這粥可滋陰、固腎培精、消除疲勞。

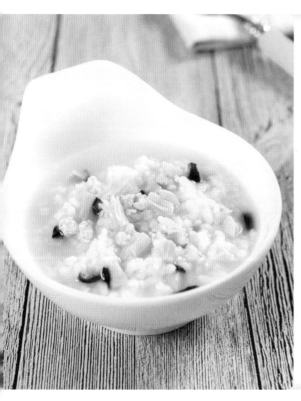

瑤柱冬菇肉蓉粥

和胃調中

材料　大米、豬肉各 100 克，瑤柱 20
　　　克，乾冬菇 2 朵。

調料　鹽、薑絲各 3 克，白糖 1 克，
　　　生粉 2 克。

做法

1. 大米洗淨，用水浸泡 30 分鐘；
瑤柱用溫水泡開，撕碎；乾冬
菇泡軟、切粒；豬肉切碎，調
入鹽、白糖、生粉拌勻。

2. 鍋內加適量清水燒開，加入大
米，大火煮滾後轉小火，煮 30
分鐘至米軟爛，加入冬菇粒、
瑤柱碎，繼續煮 10 分鐘。

3. 倒肉碎打散，煮 5 分鐘，加入
薑絲稍煮即可。

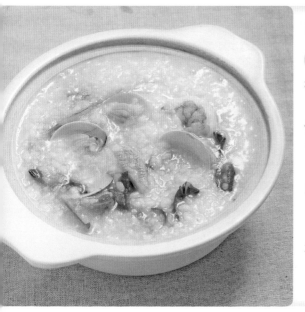

粥底火鍋

強身健體

材料　大米 100 克，各類涮菜（海鮮、
　　　肉類、蔬菜）隨意，鹽 4 克。

做法

1. 將大米搗碎，用植物油、鹽拌
勻，醃漬 5 分鐘。

2. 鍋內加水，將醃好的大米放入
鍋中煮至水一層層往外翻滾
時，並以粥湯做火鍋底。

3. 鍋底弄好後，便開始涮菜，涮
菜宜順序，應按海鮮、肉類、
蔬菜等依次放入。

皇家宮廷粥

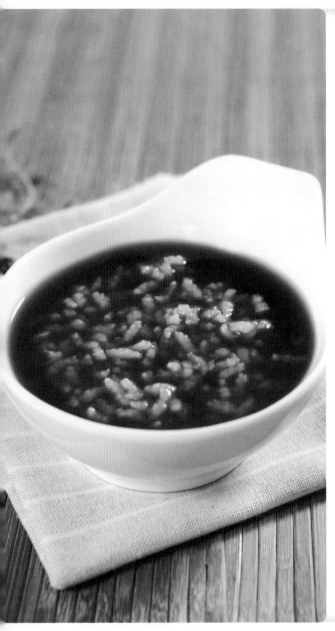

宮廷仙人粥

延年益壽 補血烏髮

材料　製何首烏 5 克，大米 60 克，紅棗 5 顆，紅糖適量。

做法

1. 將製何首烏煎取濃汁，去渣；大米洗淨，浸泡 30 分鐘；紅棗洗淨去核，煎取汁液。
2. 將製何首烏汁和大米、紅棗汁、適量清水同入砂鍋熬粥，待粥將熟時放入紅糖，稍煮即可。

注意：製何首烏的養生劑量為每天 5~10 克，過量危害身體健康。

功效：「仙人粥」最早出現在明代著名醫家高濂所著《遵生八箋》中，此粥可以延年益壽，補血烏髮，使人容光煥發。最長壽皇帝乾隆晚年時，非常喜歡這粥品，故又名「宮廷仙人粥」。何首烏有生用、製用之分。製何首烏補肝腎，益精血；生何首烏有解毒、潤腸通便之功。配以養脾和胃、益氣生津的紅棗，化食補血的紅糖，能共奏補肝益脾、固精益腎、補血烏髮之功。

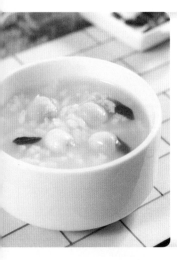

荷葉蓮子枸杞粥 消暑化熱

材料 新鮮荷葉 1 塊，新鮮蓮蓬 1 個，大米、糯米各 50 克，枸杞子 5 克。

做法

1. 大米洗淨，浸泡 30 分鐘；糯米洗淨，浸泡 4 小時；荷葉洗淨，放入冷水鍋中，燒開，取汁；新鮮蓮蓬洗淨，剝開，去綠衣，取蓮子；枸杞子洗淨，浸泡。
2. 鍋內倒入煮荷葉的汁，加適量清水，放入大米、糯米，大火煮滾，轉小火煮至熟，放入蓮子、枸杞子煮 10 分鐘即可。

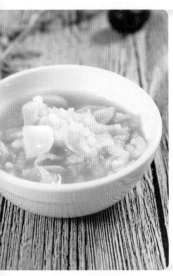

慈禧太后養生粥 補氣美顏

材料 大米 100 克，乾雪耳、乾百合、枸杞子各 10 克，紅棗 5 顆，黃芪、黨參各 5 克。

做法

1. 將乾雪耳與乾百合洗淨，浸泡 1 小時，雪耳去硬蒂，撕成小片；百合蒸熟；紅棗、枸杞子、黃芪、黨參洗淨；大米洗淨，浸泡 30 分鐘。
2. 將紅棗、枸杞子、黃芪、黨參加清水放入鍋中，大火燒開，煮 30 分鐘，去渣取汁。
3. 鍋中倒入熬好的汁、清水和大米燒開，再放入雪耳、百合煮，至粥熟米爛即可。

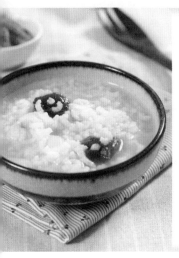

杏仁酸梅粥 潤肺止咳

材料 杏仁 10 克，酸梅 6 克，大米 60 克，冰糖 15 克。

做法

1. 將杏仁用沸水焯去皮，除去尖，洗淨；酸梅洗淨；冰糖打碎；大米洗淨，浸泡 30 分鐘。
2. 將杏仁、酸梅、大米、適量清水同放入鍋內，大火燒沸，轉用小火煮 40 分鐘，加入冰糖碎煮至融化即可。

<u>功效</u>：這粥有潤肺止咳的功效，特別對陣咳、夜間尤甚，流涕等症有較好的效果。

Part 9

粥店招牌粥
—— 進店必點的美味粥品

糯米桂圓粥 滋補氣血

材料 桂圓肉 20 克，糯米 100 克，白糖 5 克。

做法

1. 糯米洗淨後用冷水浸泡 4 小時；桂圓肉去雜質，洗淨。
2. 鍋內加適量清水燒開，加入糯米、桂圓肉，大火煮滾後轉小火。
3. 煮 40 分鐘，加白糖攪勻即可。

功效： 桂圓的糖分含量很高，且含有能被人體直接吸收的葡萄糖，適宜體虛者。配搭糯米煮粥可以滋補氣血。

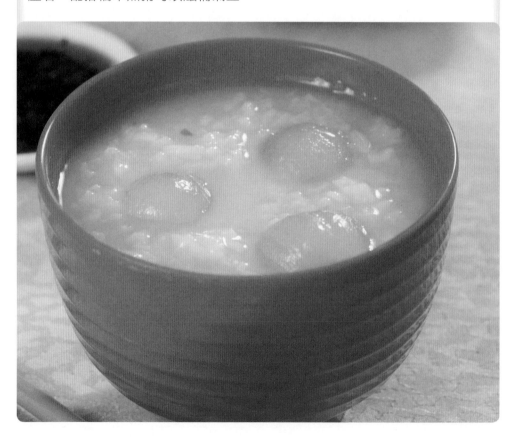

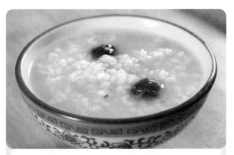

桂圓糙米助眠粥

健腦助眠

材料　桂圓肉 20 克，大米 30 克，糙米 50 克。

做法

1. 大米洗淨，浸水泡 30 分鐘；糙米洗淨後用水浸泡 4 小時。
2. 鍋內加水燒開，放大米、糙米煮至粥黏稠，加桂圓肉稍煮即可。

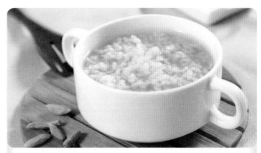

麥冬竹葉粥

甘淡清熱 益氣和胃

材料　麥冬 30 克，淡竹葉 15 克，大米 100 克，紅棗 6 顆。

做法

1. 大米洗淨，浸水泡 30 分鐘；將麥冬、淡竹葉、紅棗煎水，去渣取汁。
2. 將大米和紅棗麥冬竹葉汁放入鍋中大火煮滾，轉小火煮至米粒軟爛即可。

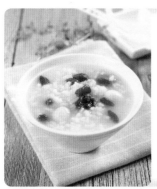

桂圓枸杞粥　**健脾養心 清肝明目**

材料　桂圓肉 30 克，蓮子 10 克，大米 100 克，枸杞子 5 克。

做法

1. 桂圓肉、枸杞子和蓮子各洗淨，浸水泡 1 小時；大米洗淨，浸水泡 30 分鐘。
2. 鍋內加清水燒開，加大米、蓮子煮至八成熟，加桂圓肉、枸杞子煮 5 分鐘即可。

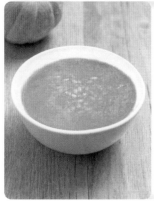

糙米南瓜粥　**調節新陳代謝**

材料　糙米 100 克，南瓜 120 克，乾百合 15 克。

做法

1. 乾百合泡軟，洗淨；南瓜去皮、去瓤，洗淨，切塊；糙米洗淨，浸泡 4 小時。
2. 鍋內加清水燒開，加入糙米，大火煮滾，15 分鐘後加入南瓜塊，轉小火煮至粥快熟時加百合，煮 5 分鐘即可。

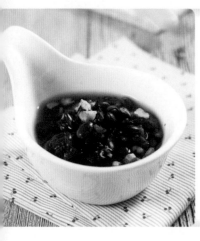

五黑粥 補血益氣 開胃益中

材料 黑米 100 克，黑豆、黑棗、核桃仁、黑芝麻各 30 克。

做法

1. 黑米、黑豆洗淨，浸水泡 4 小時；核桃仁洗淨後，用刀壓碎；黑棗洗淨，去核。
2. 鍋內加清水燒開，加入黑米、黑豆，大火煮滾後轉小火。
3. 煮 1 小時，加入黑棗、核桃仁碎和黑芝麻煮 20 分鐘，至粥黏稠即可。

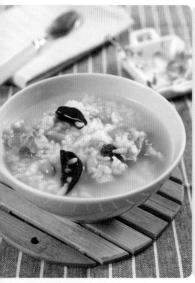

蝦仁蔬菜粥 補充維他命和蛋白質

材料 大米 100 克，蝦 50 克，水發木耳、生菜、青豆各 30 克。

調料 鹽、胡椒粉各 3 克。

做法

1. 大米洗淨，浸水泡 30 分鐘；蝦去頭、殼，去蝦線，洗淨，切段；木耳洗淨，切片；生菜洗淨，切片；青豆洗淨。
2. 鍋內加清水燒開，加入大米、青豆，大火煮滾後轉小火煮。
3. 煮 30 分鐘後，加入蝦段、木耳，繼續煮 5 分鐘。
4. 最後放入生菜、鹽、胡椒粉，攪勻即可。

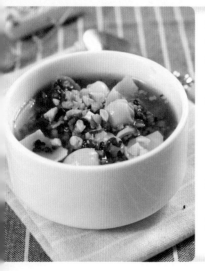

蓮子核桃黑米粥 滋陰潤肺 排毒養顏

材料 黑米 100 克，核桃仁 30 克，蓮子 50 克，乾百合 15 克，白糖 5 克。

做法

1. 黑米洗淨，浸水泡 4 小時；蓮子洗淨，浸水泡 4 小時；核桃仁洗淨後，用刀壓碎；乾百合洗淨，泡軟。
2. 鍋內加清水燒開，加入蓮子、黑米，大火煮滾後轉小火。
3. 煮 40 分鐘，加入核桃仁碎、百合煮 10 分鐘至米爛粥稠，加入白糖調味即可。

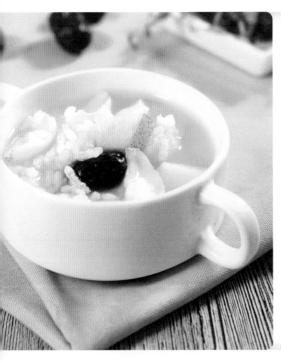

雪梨雪耳百合粥

潤肺止咳

材料 雪梨 200 克，大米 100 克，紅棗 6 顆，乾雪耳、乾百合各 5 克，冰糖 5 克。

做法

1. 乾雪耳泡發，洗淨，去硬蒂，撕小朵；雪梨洗淨，連皮切塊；大米洗淨，用水浸泡 30 分鐘；紅棗洗淨，去核；乾百合洗淨，泡軟。
2. 鍋內加適量清水燒開，加入大米、雪耳，大火煮滾轉小火。
3. 煮 30 分鐘，加入紅棗、雪梨塊、百合煮 10 分鐘，加冰糖煮 5 分鐘至冰糖融化即可。

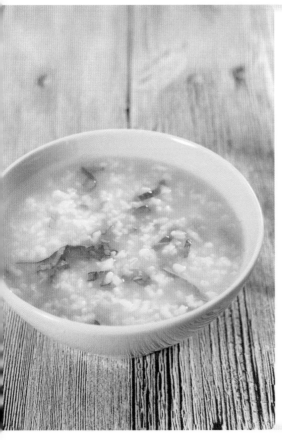

岩米雞汁菜粥

清熱解毒

材料 岩米 80 克，大米、小棠菜各 50 克。
調料 雞湯 200 克，鹽 3 克。

做法

1. 岩米洗淨，浸水泡 4 小時；大米洗淨，浸水泡 30 分鐘；小棠菜洗淨後切細絲。
2. 鍋內加清水燒開，加入岩米，煮 20 分鐘，把岩米撈出備用。
3. 鍋內加雞湯、大米和適量清水煮 20 分鐘，加入煮好的岩米同煮，加入小棠菜，再次煮滾，加鹽調味即可。

注意：岩米得名因其生長在山崖洞谷的岩石縫隙內，四周雨霧繚繞。岩米富含蛋白質、維他命，特別是含有蘆丁，對糖尿病、高血壓、高血脂症等有輔助療效，被稱為米中「黃金」。

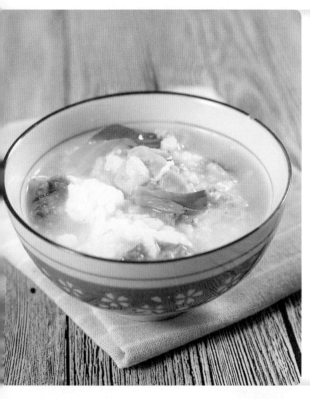

窩蛋牛肉粥

滋陰養血

材料　大米 100 克，牛肉 50 克，雞蛋 1
　　　個，小棠菜葉 20 克。

調料　鹽、薑絲各 5 克，醬油、生粉、
　　　料酒各適量。

做法

1. 大米洗淨，浸泡 30 分鐘；牛肉
　洗淨，切片，加薑絲、料酒、生
　粉、鹽、醬油、植物油醃漬 10
　分鐘；小棠菜葉洗淨，切小片；
　雞蛋洗淨，打入碗中，分開蛋白
　和蛋黃。

2. 鍋內加清水、大米燒開，煮 30
　分鐘，放入蛋白、拌好的牛肉片，
　加鹽攪勻，放入小棠菜葉稍煮，
　至牛肉熟，加入蛋黃煮熟即可。

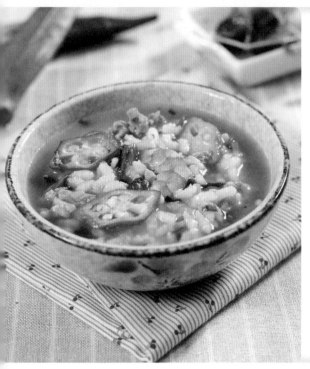

秋葵蝦仁粥

降低血脂

材料　秋葵 80 克，鮮蝦 50 克，豬肉 40
　　　克，大米 100 克。

調料　薑碎、冬菜各 5 克，胡椒粉、麻油、
　　　魚露、鹽各適量。

做法

1. 秋葵洗淨，切片；鮮蝦洗淨，去
　頭、殼，去蝦線，加少許鹽醃漬；
　豬肉洗淨，切碎；大米洗淨，浸
　泡 30 分鐘。

2. 鍋內倒入清水，放入大米大火燒
　開，煮 30 分鐘，加薑碎煮 5 分
　鐘，再加入冬菜、鮮蝦、豬肉碎
　稍煮，加入秋葵片煮 1 分鐘，加
　魚露、麻油、胡椒粉調味即可。

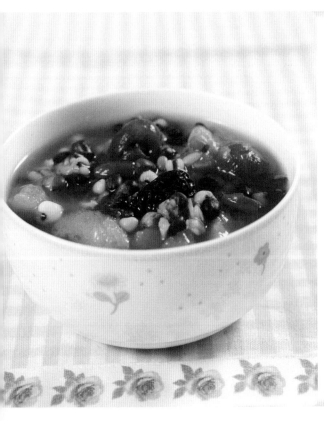

香甜五穀粥

排出體內廢物

材料 大米、紅豆、薏米、綠豆、燕麥片各 20 克，黃桃 50 克，紅棗 5 顆，枸杞子、桂圓肉各 10 克。

做法

1. 大米洗淨，浸泡 30 分鐘；紅豆、薏米、綠豆洗淨，浸水泡 4 小時；黃桃洗淨，去皮，切塊；紅棗洗淨，去核；枸杞子、桂圓肉洗淨。

2. 鍋內放清水，放入大米、紅豆、薏米、綠豆煮成粥，放入紅棗、枸杞子、桂圓肉繼續煮 20 分鐘，加入燕麥片、白糖稍煮，加黃桃塊略煮即可。

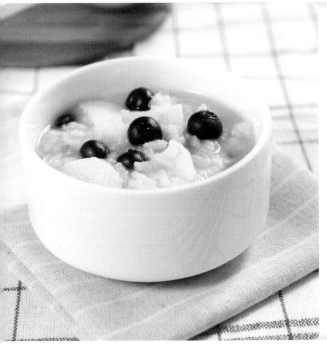

藍莓山藥粥

強心 軟化血管

材料 大米、糯米各 50 克，山藥 60 克，藍莓 20 克，冰糖適量。

做法

1. 大米洗淨，浸泡 30 分鐘；糯米洗淨，浸泡 4 小時；山藥洗淨，去皮，切塊；藍莓洗淨。

2. 鍋內放適量清水，放入大米和糯米大火煮滾，小火煮成粥，加山藥塊、藍莓煮 10 分鐘，待其黏稠，放冰糖，煮至冰糖融化即可。

Part 10

剩飯剩菜煮靚粥
——精打細算過好日子

五仁月餅粥

補充體力

材料 五仁餡月餅 3 塊，大米 100 克。

做法

1. 將五仁餡的月餅掰開，取餡；大米洗淨，用水浸泡 30 分鐘。
2. 鍋中倒適量清水燒開，放入大米煮滾後轉小火煮至黏稠。
3. 放入五仁月餅餡，大火煮滾即可。

功效：這粥能幫助人體補充能量，恢復體力，消除疲勞，提高人體免疫力。

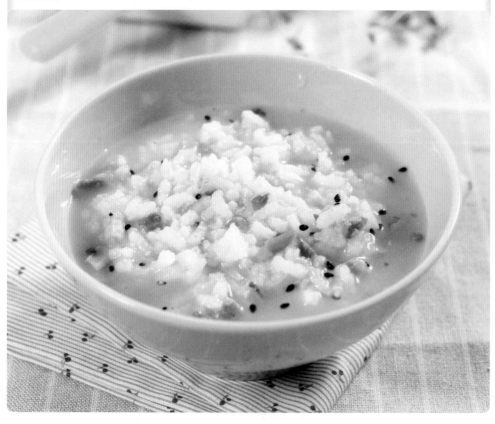

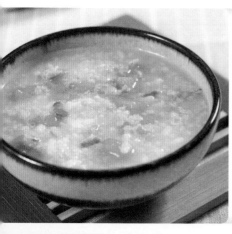

南瓜小米月餅粥 補中益氣

材料　小米 40 克，南瓜 150 克，糯米 20 克，月
　　　餅 120 克。

做法

1. 糯米洗淨，用水浸泡 4 小時；小米洗淨；
   南瓜去皮去瓤，洗淨，切小塊；月餅切碎。
2. 鍋內加適量清水燒開，放入糯米和小米煮
   滾，轉小火煮 30 分鐘，倒入南瓜塊，煮
   10 分鐘。待粥熟，放入月餅碎稍煮即可。

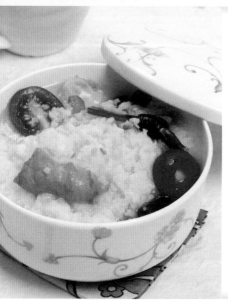

油條菜粥 補充體力

材料　大米 100 克，油條 40 克，小番茄、紅蘿蔔、
　　　椰菜花各 30 克，海帶結 20 克。
調料　薑、鹽各 3 克。

做法

1. 大米洗淨，浸水泡 30 分鐘；油條切段；
   小番茄洗淨，一切兩半；椰菜花洗淨，切
   小朵；紅蘿蔔洗淨，切條；海帶結洗淨。
2. 紅蘿蔔條與海帶結一起焯水燙透，備用。
3. 鍋中加入適量水燒開，放入大米，大火煮
   滾後轉小火煮。
4. 煮 40 分鐘之後，加入油條、小番茄、椰
   菜花、紅蘿蔔條、海帶結及鹽，煮熟即可。

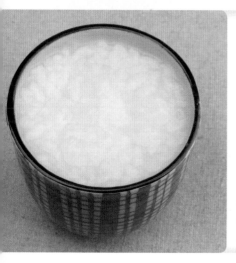

豆漿粥 緩解更年期不適

材料　大米 50 克，豆漿 500 克。

做法

1. 大米洗淨，用水浸泡 30 分鐘。
2. 鍋中加清水燒開，放入大米繼續煮至滾時
   稍攪拌，改中小火煮。
3. 煮 30 分鐘後，加入豆漿繼續煮片刻即可。

<u>功效</u>：豆漿含蛋白質和鈣等營養素，不僅可
以增強飽腹感，補充優質蛋白質，還能緩解
更年期不適。

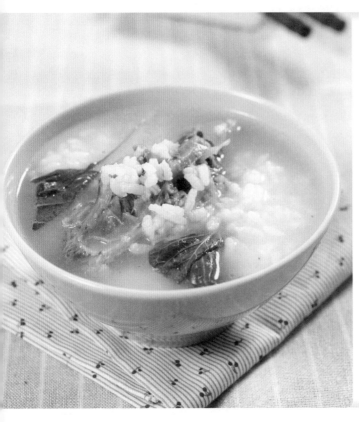

鴨架粥

補腎虛 消水腫

材料　鴨骨架半隻，青菜20
　　　克，大米50克。

調料　薑片4克，料酒、鹽、
　　　胡椒粉各3克。

做法

1. 大米洗淨，用水浸泡30
分鐘；青菜洗淨後切段。

2. 鍋內加適量清水燒開，
加入鴨骨架、薑片、
料酒，大火燒開後轉
小火煮。

3. 煮20分鐘後，加入大
米，繼續煮至黏稠。

4. 加入青菜段，煮2分
鐘，加鹽、胡椒粉調味
即可。

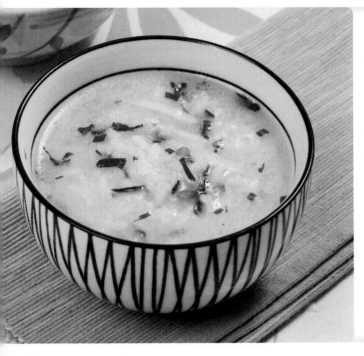

冬菇肉醉菜粥

降壓降脂

材料　剩飯1碗，肉醉、春筍
　　　各50克，鮮冬菇30
　　　克，菜心100克。

調料　鹽、麻油3克。

做法

1. 春筍、冬菇洗淨後切絲；
菜心洗淨，切碎。

2. 鍋內加適量清水燒開，
放入剩飯煮成粥，加入
肉醉，煮至變色。

3. 放入冬菇絲、筍絲，煮
熟，放菜心碎、鹽、麻
油調味即可。

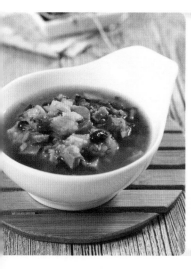

紅豆臘肉粽子粥 消除疲勞

材料 熟紅豆臘肉粽子 2 個。

做法

1. 將粽子剝去外皮。
2. 鍋內加適量清水燒開,放入粽子,一邊用匙子將粽子搗散、一邊攪拌,煮滾後轉小火。
3. 待湯汁變稠,熄火,盛出食用即可。

特色:粽子不局限於紅豆臘肉,其他豬肉餡、蛋黃餡、八寶餡、火腿餡等都可以做粥食用。這粥升糖指數略高,糖尿病患者不宜食用。

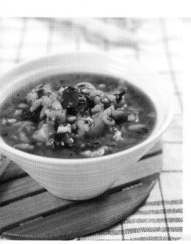

欖菜肉醉四季豆粥 健脾開胃

材料 欖菜肉醉四季豆、剩飯各 100 克。
調料 鹽 2 克。

做法

1. 鍋內加適量清水燒開,加入剩飯煮成粥。
2. 加入欖菜肉醉四季豆,大火煮滾後轉小火煮 10 分鐘。
3. 加鹽調味即可。

功效:這粥有健脾開胃、助消化的作用。

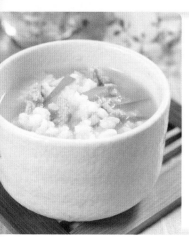

青椒瘦肉粥 補虛強身

材料 青椒炒瘦肉 100 克,剩飯 100 克。
調料 鹽 2 克。

做法

1. 鍋內加適量清水燒開,加入剩飯煮成粥。
2. 粥中加入青椒炒瘦肉,大火煮滾後轉小火煮 2 分鐘。
3. 加鹽調味即可。

功效:這粥能起到補虛強身、滋陰潤燥的效果。

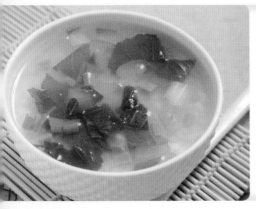

火腿白菜粥 清熱 去火 排毒

材料　剩飯 100 克，小白菜、火腿各 20 克，鹽適量。

做法

1. 小白菜洗淨，切段；火腿切粒。
2. 鍋置火上，倒入清水煮沸，放入剩飯煮成粥，放入火腿粒、小白菜段，繼續煮 5 分鐘，加入鹽調味即可。

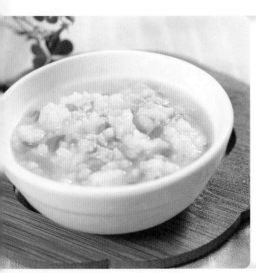

紅蘿蔔肉醉粥 保護視力

材料　剩飯 100 克，瘦肉 50 克，紅蘿蔔 30 克。
調料　生抽、生粉、鹽、麻油各 3 克，葱末、薑末各 5 克。

做法

1. 紅蘿蔔去皮，洗淨，切粒；瘦肉洗淨，剁成醉。
2. 肉碎加入薑末、生抽、麻油、生粉抓勻。
3. 鍋內加適量清水燒開，加入剩飯煮成粥。
4. 加入紅蘿蔔粒、肉醉攪勻，繼續煮至黏稠，加入鹽和葱末調味即可。

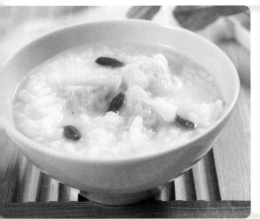

海鮮剩飯粥 潤腸養胃

材料　剩飯 100 克，墨魚丸、魚餃各 30 克，枸杞子 10 克。
調料　鹽、胡椒粉各 3 克。

做法

1. 枸杞子洗淨。
2. 鍋內加適量清水燒開，放入剩飯煮成粥。
3. 粥中放入墨魚丸、枸杞子、魚餃，煮 5 分鐘，撒入鹽、胡椒粉調味即可。

特效

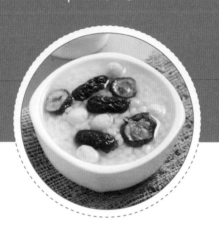

功能

Part 11

滋養五臟粥
——五臟強百病不生

養心

◎ 飲食原則

　　紅色食物最養心。在顏色中，心與紅色相對，紅色食物具有補血養心、消除血管內瘀血的作用，多吃紅色食物可以安補心神。番茄、枸杞子、紅豆、山楂、豬瘦肉、羊肉等都是很好的養心食物。

　　苦味，屬心的味道。在人體五臟中，心屬火，對應夏季。夏季養心正當時。五味之中，心與苦味相對。因此，味苦的食物又具有清熱解毒和消炎瀉火的功能，適合在夏季食用，比如苦瓜、苦杏仁等。

◎ 推薦食材

養心除熱	養心補血	強心安神	安定心神
小麥	紅豆	蓮子	桂圓

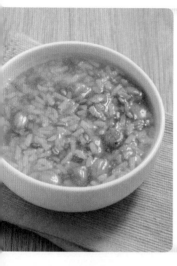

糯米小麥粥 安神養心

材料 糯米、小麥米各 50 克、花生仁 15 克。

做法

1. 小麥米、糯米、花生仁均淘洗乾淨，小麥米浸水泡 1 小時，花生仁、糯米浸水泡 4 小時。
2. 鍋內加適量清水燒開，放入小麥米、糯米、花生仁，用大火煮沸，轉小火煮 30 分鐘至米爛粥熟即可。

功效： 小麥米富含維他命 B_1、蛋白質等，能養心安神、除煩止渴，與糯米煮粥，有安神養心的功效。

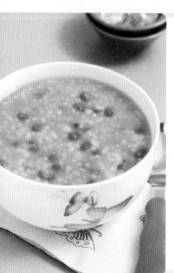

小米紅豆粥 穩定情緒

材料 紅豆、小米各 50 克，大米 30 克。

做法

1. 紅豆洗淨，浸水泡 4 小時，再蒸 1 小時至紅豆酥爛；小米、大米分別淘洗乾淨，大米浸水泡 30 分鐘。
2. 鍋內倒入適量清水燒開，加小米和大米煮沸，轉小火煮 25 分鐘至粥稠。
3. 將紅豆倒入稠粥中煮沸，攪勻即可。

功效： 小米對神經衰弱有一定的調理作用，其所含的色氨酸、鈣等可滋養神經、鎮靜心神。與養心的紅豆配搭，有安心寧神的作用。

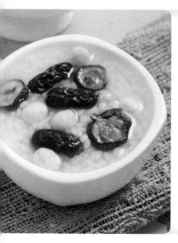

山楂紅棗蓮子粥 消除心煩 促進睡眠

材料 大米 100 克，山楂肉 50 克，紅棗、蓮子各 30 克。

做法

1. 大米洗淨，浸水泡 30 分鐘；紅棗、蓮子各洗淨，紅棗去核，蓮子去芯；山楂肉洗淨。
2. 鍋內加入適量清水燒開，加大米、紅棗和蓮子燒沸，待蓮子煮熟爛後放山楂肉，煮成粥即可。

功效： 紅棗和蓮子都有寧心安神的作用。兩者配搭食用，其養心安神、除煩助眠的功效更明顯。

護肝

飲食原則

　　綠色食物最養肝。在顏色中，肝與綠色相對，綠色食物具有補肝明目的作用。多數綠色食物能幫助排出體內毒素，減少毒素對人體的傷害，從而保護肝臟。如菠菜、椰菜、茼蒿、韭菜、青豆、荷蘭豆等都是很好的養肝食物。

　　酸味，屬肝的味道。肝對應的季節正是春季，春天是肝氣生發的季節，酸入肝，養肝可以吃些酸味食物。吃些酸味水果，可促進食慾，有健脾開胃的功效，能增強肝臟功能，如梅子、酸棗、菠蘿、檸檬、葡萄、橘子等。

推薦食材

減少肝臟脂肪	減少肝臟膽固醇	補血護目	減輕肝臟負擔
燕麥	綠豆	雞肝	芹菜

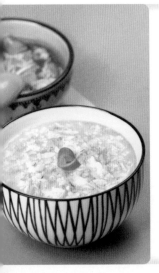

燕麥椰菜粥 抗衰老 健脾胃

材料　燕麥 50 克，椰菜 60 克，大米 20 克。
調料　葱末 3 克，麻油、鹽各 2 克。

做法

1. 大米、燕麥洗淨，分別浸泡 30 分鐘、4 小時；椰菜洗淨，切碎。
2. 鍋內加適量清水燒開，加大米、燕麥大火煮滾，轉小火煮 40 分鐘，加椰菜碎煮 5 分鐘，加鹽、麻油、葱末調味即可。

功效：燕麥富含膳食纖維、維他命 B 雜、鈣、磷、鐵等，可抗衰老、預防心血管疾病；椰菜富含膳食纖維和礦物質。兩者和大米煮食，可健脾胃、抗衰老、預防心血管疾病。

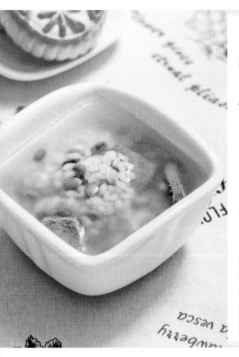

豬膶綠豆粥 補肝養血 清熱明目

材料 新鮮豬膶 50 克，綠豆 60 克，大米 100 克，鹽 3 克。

做法

1. 綠豆洗淨，浸水泡 4 小時；大米洗淨，浸水泡 30 分鐘；豬膶洗淨，切片。
2. 鍋內加適量清水燒開，加入綠豆和大米同煮，大火煮滾後轉小火。
3. 煮至九成熟，放入豬膶片，至粥熟後加鹽調味即可。

功效：此粥以豬膶和綠豆為主，豬膶補肝養血，綠豆利水清腫。一起煮粥可補肝養血、清熱明目、美容潤膚，使人容光煥發，特別適合那些面色蠟黃、視力減退的體弱者。

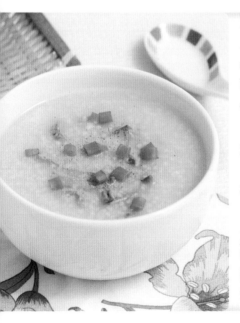

雞肝小米粥 養肝明目 滋陰養血

材料 小米 100 克，雞肝 50 克。
調料 葱末 5 克，胡椒粉、鹽各 3 克。

做法

1. 雞肝洗淨，切粒；小米洗淨。
2. 鍋內加適量清水燒開，加入小米，大火煮滾後轉小火。
3. 煮 30 分鐘後，加入雞肝，繼續煮至黏稠，加葱末、胡椒粉、鹽調味即可。

功效：雞肝具有明目補肝的作用；小米有養肝滋腎、滋陰養血的作用。兩者配搭煮粥，具有良好的明目益血、潤膚美容、健腦益智等功效。

健脾胃

飲食原則

　　黃色食物養脾。黃色對應脾，所以吃黃色食物能夠養脾。通常黃色食物富含維他命 A、維他命 C 等營養素，能保護胃腸黏膜，防止胃炎、胃潰瘍等疾病的發生。日常應吃一些黃色養脾食物，如小米、紅蘿蔔、馬鈴薯、南瓜、金針菇、粟米、黃豆、檸檬、橙、橘子、柚子、菠蘿、木瓜、枇杷等。

　　甜味，屬脾的味道。甜味食物有補益強壯的作用，可以增強脾臟的功能。甜味食物有山藥、栗子、紅棗、西瓜、甘蔗、南瓜等。

推薦食材

補益脾胃	和中養胃	補脾養胃	健脾益氣
小米	馬鈴薯	白扁豆	南瓜

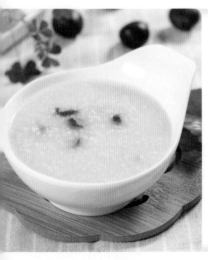

小米栗子粥　益氣補脾

材料　小米 100 克，栗子 50 克。

做法
1. 栗子剝去外殼取肉，掰小塊；小米洗淨。
2. 鍋內加適量清水燒開，加入小米和栗子肉，大火煮滾後轉小火。
3. 煮 30 分鐘至黏稠即可。

功效：小米可益氣，補脾，和胃，安眠；栗子可益氣補脾，厚腸胃，補腎強筋，活血止血。兩者同食，可益氣養脾。

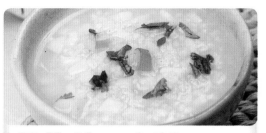

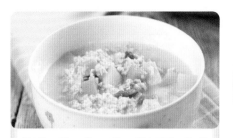

馬鈴薯二米粥

健脾和胃

材料　馬鈴薯 100 克，小米 40 克，大米 20 克，蔥末、芫茜末適量。

做法

1. 馬鈴薯去皮，洗淨，切小粒；小米洗淨；大米洗淨，浸水泡 30 分鐘。
2. 鍋內加適量清水燒開，加入小米和大米，大火煮滾後轉小火煮 40 分鐘，放馬鈴薯粒煮熟，加蔥末、芫茜末稍煮即可。

果香麥片乳酪粥

養胃排毒

材料　燕麥片 50 克，哈密瓜粒、芒果粒各 30 克，葡萄乾 5 克，乳酪 200 克。

做法

1. 葡萄乾洗淨；將燕麥片放入沸水鍋中煮 1 分鐘，濾出。
2. 燕麥片、哈密瓜粒、芒果粒、葡萄乾放入碗中待涼，倒入乳酪攪勻即可。

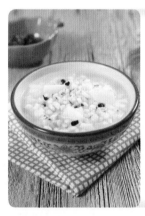

山藥薏米芡實粥　**健脾養胃　補中益氣**

材料　糯米 80 克，山藥、薏米、芡實各 50 克，冰糖 5 克。

做法

1. 芡實、薏米和糯米洗淨，浸水泡 4 小時；山藥去皮，洗淨，切塊。
2. 鍋內加適量清水燒開，加入全部食材，大火煮滾後轉小火，煮 1 小時後，加入冰糖煮 5 分鐘至冰糖融化即可。

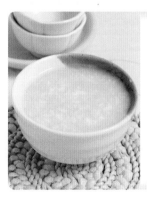

人參茯苓二米粥　**祛脾濕**

材料　人參 3 克，茯苓 15 克，山藥、小米、大米各 30 克。

做法

1. 人參、茯苓、山藥洗淨，焙乾，研成細粉；小米、大米洗淨，大米用水浸泡 30 分鐘。
2. 鍋內加清水燒開，加小米、大米、人參粉、茯苓粉、山藥粉，煮至米爛粥熟即可。

🥄 飲食原則

　　白色食物養肺。白色食物可補肺益氣，經常食用還能消除疲勞。常見的白色食物有大米、白蘿蔔、冬瓜、椰菜花、山藥、雪耳、豆腐、糯米、蓮子、梨、雞肉、魚肉、牛奶等。

　　辛味，屬肺的味道。辛味食物有舒筋活血、發散風寒的功效，能促進胃液、唾液的分泌，增強澱粉酶的活性，幫助胃腸蠕動，消除體內脹氣，增進食慾。辛味食物主要有韭菜、佛掌瓜、葱、大蒜、生薑、辣椒、胡椒等。

🥄 推薦食材

滋陰潤肺	潤肺益氣	潤肺化痰	潤燥生津
大米	**糯米**	**雪耳**	**百合**

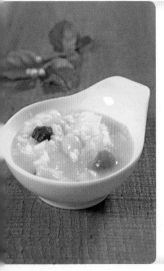

蓮子雪耳粥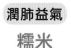

材料 糯米 100 克，乾雪耳 10 克，桂圓肉、蓮子各 30 克，冰糖 3 克。

做法

1. 糯米、蓮子洗淨，浸泡 4 小時；乾雪耳泡發，洗淨，去硬蒂，撕小朵。
2. 鍋內加適量清水燒開，加入蓮子、雪耳、糯米，大火煮滾轉小火，煮 40 分鐘，加桂圓肉煮 15 分鐘，加冰糖煮至冰糖融化即可。

<u>功效</u>：雪耳能潤肺滋陰、養胃生津、清熱活血，還可提高肝臟解毒能力，保護肝臟；蓮子能補脾止瀉、益腎固精、養心安神。配搭桂圓做粥，可以潤肺、排毒。

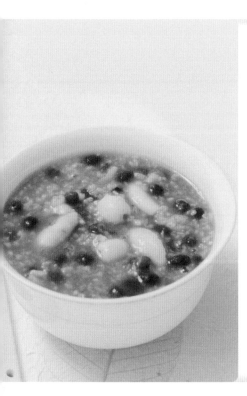

百合蓮子紅豆粥

滋陰潤肺 排毒養顏

材料　糯米、紅豆各 40 克，蓮子 20 克，乾百合 10 克，冰糖 5 克。

做法

1. 糯米、紅豆、蓮子洗淨，浸水泡 4 小時；乾百合洗淨，泡軟。
2. 鍋內加適量清水燒開，加入紅豆、糯米、蓮子，大火煮滾後轉小火。
3. 煮 50 分鐘，放入百合煮至米爛粥稠，再加入冰糖煮 5 分鐘，至冰糖融化即可。

<u>功效</u>：百合含豐富的蛋白質、鈣、磷等營養素，可潤肺止咳、安心養神；蓮子富含蛋白質、礦物質及多種維他命，可養心安神、防老抗衰。配搭做粥，具有滋陰潤肺、排毒養顏等功效。

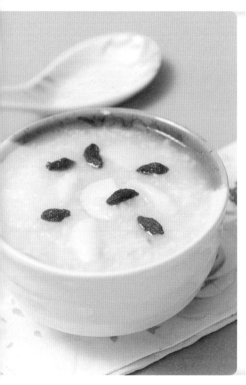

百合馬蹄粥

滋陰潤肺 養心安神

材料　糯米 100 克，馬蹄 25 克，鮮百合 20 克，枸杞子 5 克，冰糖 5 克。

做法

1. 鮮百合剝開，洗淨；枸杞子洗淨；馬蹄去皮，洗淨，切片；糯米洗淨，浸水泡 4 小時。
2. 鍋內加適量清水燒開，加入糯米，煮滾後轉小火。煮 30 分鐘，加入馬蹄片、鮮百合和枸杞子煮 5 分鐘，加冰糖煮 5 分鐘，至冰糖融化即可。

<u>功效</u>：百合能滋陰潤肺、安心養神、鎮咳祛痰；馬蹄能生津潤肺、化痰利尿。此粥具有滋陰潤肺、清心安神、去火除煩等作用，適合秋季食用。

補腎

飲食原則

黑色食物養腎。黑色屬水,水走腎,因此多吃黑色食物有養腎的作用。經常食用黑色食物能促進腎臟的新陳代謝,減少腎臟多餘水分的積存,有健腎、改善膀胱功能的作用。黑色食物主要指黑色、紫色或深褐色的穀類、菌藻類等。如木耳、海帶、紫菜、黑米、黑芝麻、黑豆等。

鹹味,屬腎的味道。鹹味食物有潤腸通便、消腫解毒、補腎強身的功效,能刺激人的味覺,增進食慾和提高消化能力。鹹味食物有鹽、醬油、海產品、動物腎臟等。

推薦食材

滋腎養血	滋陰補腎	補腎強身	補肝益腎
黑芝麻	黑米	黑豆	桑葚

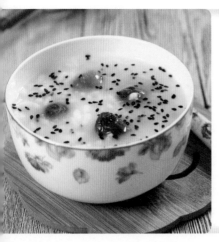

黑芝麻桂圓粥　補中益氣 清心安神

材料　大米 50 克,熟黑芝麻 10 克,乾桂圓 12 顆。

做法

1. 乾桂圓去殼,洗淨;大米洗淨,浸水泡 30 分鐘。
2. 鍋內加適量清水燒開,加入大米和桂圓,大火煮滾後轉小火。煮 30 分鐘後,撒上熟黑芝麻,繼續煮 5 分鐘即可。

功效:黑芝麻可補肝腎;桂圓可益心脾,補氣血,安神。兩者一起食用有補中益氣、清心安神的功效。

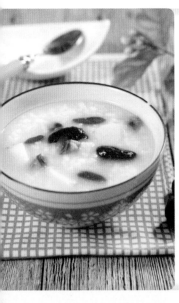

補腎栗子粥 　補腎健脾 強筋壯骨

材料　山藥 50 克，栗子 60 克，大米 80 克，枸杞子 5 克，紅棗 6 顆。

做法

1. 將栗子煮熟，剝皮取栗子肉洗淨，掰小塊；大米洗淨，浸泡 30 分鐘；山藥去皮，切小塊；紅棗洗淨，去核；枸杞子洗淨。
2. 鍋內加適量清水，加入大米、山藥、紅棗和栗子肉，大火煮滾後轉小火煮 30 分鐘，加入枸杞子繼續煮 10 分鐘即可。

功效：栗子有補腎健脾、壯骨強筋、活血止血的功效。與同為強健脾腎的山藥一起煮粥食用更可補腎健脾。

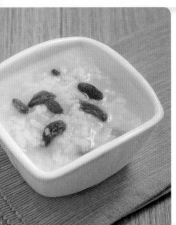

葡萄乾粥 　補血暖腎

材料　大米 100 克，葡萄乾 15 克。

做法

1. 大米淘洗乾淨，浸泡 30 分鐘；葡萄乾洗淨。
2. 鍋內加適量清水，大火燒開，放入大米煮熟，再放葡萄乾稍煮即可。

功效：葡萄乾屬黑色食物，中醫認為，黑色食物可補腎。此外，葡萄乾含有鐵等礦物質，可以促進鋅的吸收，起到補血、暖腎的作用。

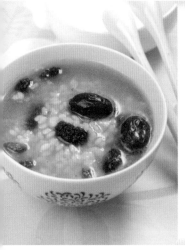

枸杞桑葚粥 　補益肝腎

材料　桑葚 40 克，大米 100 克，枸杞子 5 克，紅棗 6 顆。

做法

1. 枸杞子、桑葚洗淨；紅棗洗淨，去核；大米洗淨，浸泡 30 分鐘。
2. 鍋內加適量清水燒開，加入大米和紅棗，大火煮滾後轉小火。
3. 煮 30 分鐘，加入枸杞子、桑葚繼續煮 5 分鐘即可。

功效：枸杞子可補腎益精、養肝明目、補血安神。配搭桑葚做粥，補益肝腎效果佳。

Part 12
亞健康調理粥
——喚醒身體正能量

上火

🍶 飲食原則

多吃流質食物。多喝水、純果汁、豆漿、牛奶等飲品，可以養陰潤燥，彌補損失的陰津；多吃蔬菜和性偏涼的水果，可生津潤燥、敗火通便，如蓮藕、青瓜、冬瓜、梨、西瓜等；多吃酸味、苦味食物可清熱敗火，如檸檬、柚子、苦瓜、苦菊等。

少吃辣味食物，避免發散傷肺，如大蒜、葱、辣椒等。少吃煎炸食品，避免助燥傷陰，加重火氣，如炸雞腿、炸鵪鶉等。

🍶 推薦食材

清胃火 除腸熱	清熱解毒	清熱平肝	滋陰去火
綠豆	菊花	芹菜	鴨肉

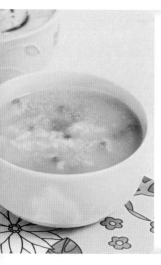

蒲公英綠豆粥 防治口腔潰瘍

材料 乾蒲公英 10 克,大米 50 克,綠豆 20 克,白糖 5 克。

做法

1. 乾蒲公英用水泡軟,洗淨,切碎;綠豆洗淨後用水浸泡 4 小時;大米洗淨,浸泡 30 分鐘。
2. 鍋內加適量清水燒開,加入蒲公英碎,大火煮滾後轉小火。煮 15 分鐘,去渣留汁,加綠豆和大米煮至熟爛,調入白糖即可。

功效: 蒲公英有清熱解毒、瀉火利濕、消腫散結的作用,與綠豆、白糖同煮食用,可清熱解毒、消瘡除煩。

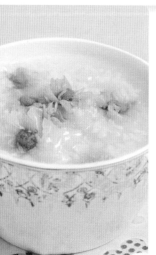

雪耳菊花粥 利咽潤肺

材料 糯米 100 克,乾雪耳、菊花各 10 克,蜂蜜 10 克。

做法

1. 乾雪耳泡發,洗淨,去硬蒂,撕小朵;菊花用水泡淨;糯米洗淨,用水浸泡 4 小時。
2. 鍋內加適量清水燒開,加入糯米,大火煮滾後轉小火。
3. 煮 20 分鐘,放雪耳和菊花,小火煮 15 分鐘關火,涼溫,調入蜂蜜即可。

功效: 菊花具有驅散風熱的功效,對風熱感冒、目赤咽痛者有較好效果;雪耳能滋陰養身。配搭做粥,對久咳少痰、肺虛咳嗽、口乾津少等症有益。

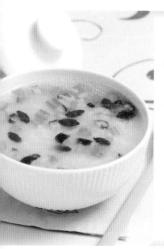

芹菜冬菇粥 降火降壓

材料 芹菜 50 克,水發冬菇 40 克,枸杞子 5 克,大米 100 克,鹽 3 克。

做法

1. 芹菜洗淨後切粒;冬菇洗淨,切粒;枸杞子洗淨;大米洗淨,用水浸泡 30 分鐘。
2. 鍋內加適量清水燒開,加入大米,大火煮滾後轉小火。
3. 另起一鍋,倒油燒熱,炒香芹菜粒、冬菇粒。
4. 待米煮 30 分鐘後,將炒好的芹菜粒、冬菇粒和枸杞子放入粥中,加鹽調味即可。

慢性疲勞

飲食原則

飲食種類平衡多樣，包括對碳水化合物、蛋白質、脂肪三大熱量物質的均衡攝入。

適量補充碳水化合物。碳水化合物是熱量的主要來源，對大腦尤其重要；維他命 C 具有較好的抗疲勞功效，可以緩解四肢無力、肌肉關節痠痛等。

多食用乳製品和豆製品。兩者都是很好的蛋白質及熱量的來源，應適量補充，且應每天都攝入。

推薦食材

緩解疲勞	強體補虛	提供碳水化合物	補充蛋白質
牛肉	豬肉	大米	豆類

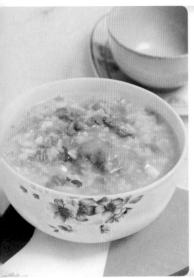

燕麥牛丸粥 緩解壓力

材料　大米 100 克，牛肉餡 50 克，燕麥 20 克，番茄、芹菜各 25 克，雞蛋 1 個（取蛋白）。

調料　芫茜段 10 克，鹽 5 克，葱末、薑末、鹽、生粉、麻油各 3 克。

做法

1. 大米洗淨，浸水泡 30 分鐘；燕麥洗淨浸泡 4 小時；番茄、芹菜洗淨後切粒；牛肉餡加生粉、蛋白、麻油、2 克鹽與少許清水攪上勁，擠成小肉丸。
2. 鍋內加適量清水燒開，加入大米、燕麥，煮滾後轉小火。煮 40 分鐘，放牛肉丸煮 5 分鐘，加番茄、芹菜末、葱末、薑末、芫茜段和剩餘的鹽調味即可。

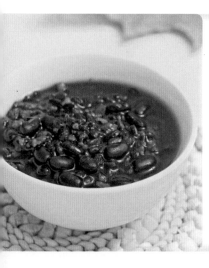

黑豆紫米粥 增強體力

材料　紫米 75 克，黑豆 50 克，白糖 5 克。

做法

1. 黑豆、紫米洗淨後用水浸泡 4 小時。
2. 鍋內加適量清水燒開，加入紫米、黑豆，煮滾後轉小火。煮 1 小時至熟，撒上白糖攪勻即可。

功效：黑豆有固腎益精、增強體力、調養腎虛及緩解疲勞的作用；紫米可補血益氣、健腎潤肝。兩者配搭食用，有良好的健腎、益氣、補虛功效，是體虛衰弱者的滋補佳品。

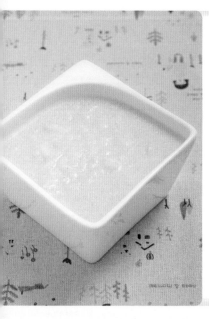

五仁粥 補充體力

材料　大米 50 克，芝麻、松子仁、核桃仁、桃仁、甜杏仁各 8 克。

做法

1. 將五仁洗淨後，混合在一起碾碎；大米洗淨，用水浸泡 30 分鐘。
2. 鍋內加適量清水燒開，放入大米，大火煮滾後轉小火。煮 30 分鐘，至米爛粥稠，加入五仁碎繼續煮 5 分鐘即可。

功效：大米富含碳水化合物，可以提供充足的熱量；芝麻、松子仁等含有豐富的不飽和脂肪酸，也為身體活動提供熱量，這些食材一起煮粥食用，可以提升機體活力。

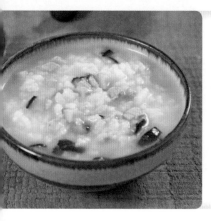

冬菇瘦肉粥 補氣補血

材料　大米 100 克，豬瘦肉、鮮冬菇各 50 克，鹽 3 克。

做法

1. 鮮冬菇洗淨，切粒；豬瘦肉洗淨，切粒，用鹽醃漬 10 分鐘；大米洗淨，用水浸泡 30 分鐘。
2. 鍋內加適量清水燒開，加入大米，大火煮滾後轉小火。煮 25 分鐘，加豬瘦肉粒、鮮冬菇粒，煮滾後轉小火。繼續煮 5 分鐘，加鹽調味即可。

精神抑鬱

◑ 飲食原則

要保證優質蛋白質的攝入。動物性食物和豆類食物富含優質蛋白質，可多選用魚蝦、瘦肉、雞蛋、牛奶、豆腐等食物。

注意新鮮蔬菜和水果的供應。此類食物中含有豐富的維他命 C 和膳食纖維，有助於增加腦組織對氧的使用率。

適當吃一些粗糧。這類食物含有豐富的維他命 B_1，維他命 B_1 能增進食慾，還可以幫助大腦利用血糖產生熱量，使大腦更好地工作。

◑ 推薦食材

解鬱除煩 香蕉	**紓緩壓力** 堅果	**強心降壓** 蓮子	**提神醒腦** 茶葉

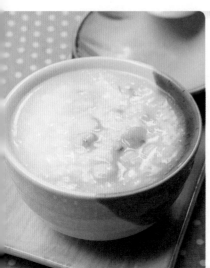

香蕉糯米粥　紓緩緊張情緒

材料　糯米 100 克，香蕉 1 根，冰糖 5 克。

做法

1. 糯米洗淨，用水浸泡 4 小時；香蕉去皮，切小塊。
2. 鍋內加適量清水燒開，倒入糯米，用大火煮滾後轉小火。
3. 煮 40 分鐘，至米粒熟爛，加香蕉塊煮沸，加入冰糖煮 5 分鐘至冰糖融化即可。

<u>功效</u>：香蕉中含有一種物質，能使人的心情變得愉快舒暢，配搭富含維他命 B 雜的糯米煮粥，可以幫助紓緩緊張情緒。

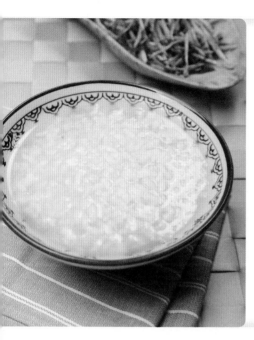

茶葉大米粥 調節心情

材料　大米 100 克，茶葉 10 克。

做法

1. 大米洗淨，用水浸泡 30 分鐘；茶葉用紗布包好。
2. 鍋內加適量清水，煮滾後放入茶葉包。
3. 當煮到茶香四溢、茶色明顯時，取出茶葉包，倒入大米，大火煮滾後轉小火。
4. 煮 40 分鐘至米爛粥稠即可。

功效：茶葉有提神醒腦、緩解疲勞的作用，將其與大米配搭煮粥，可緩解疲勞引起的心緒不寧。

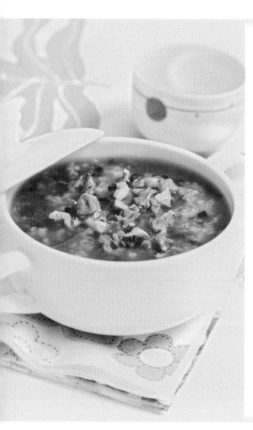

核桃紫米粥 健腦益智

材料　紫米 40 克，核桃仁 25 克，大米 30 克，
　　　冰糖 5 克。

做法

1. 紫米洗淨，浸水泡 4 小時；大米洗淨，用水浸泡 30 分鐘；核桃仁洗淨後，用刀壓碎。
2. 鍋內加適量清水燒開，加入紫米、大米，大火煮滾後轉小火。
3. 煮 40 分鐘後，放入核桃仁碎繼續煮，粥將熟時加冰糖煮 5 分鐘，至冰糖融化即可。

功效：紫米含多種氨基酸和礦物質，能保證大腦功能充足；核桃仁含有人體必須的不飽和脂肪酸，能滋養腦細胞、增強腦功能；兩者與大米煮粥，能滋養大腦，緩解老人經常出現的健忘症狀。

食慾不振

⦿ 飲食原則

食用一些刺激性的食物。比如，可用山楂、話梅、陳皮等零食刺激食慾，在水果方面，草莓、橙有一定開胃效果。

多吃易於消化的食物。過冷、過硬、過粗糙的食物不利消化，會損害腸胃功能，食用時要注意份量。

不要吃過甜的食物。像葡萄、荔枝、甜點等，因含糖量較高，多食感到膩，可能降低食慾，故在食用時要適當控制。

⦿ 推薦食材

消食健胃	促進消化	健脾益氣	提高食慾
山楂	白蘿蔔	山藥	烏梅

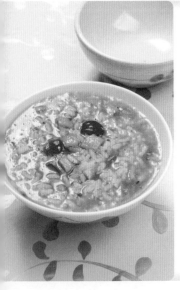

橘皮山楂粥　開胃消食

材料　大米、山楂各 50 克，鮮橘皮 30 克。
調料　桂花 2 克，紅糖、白糖各 5 克。

做法

1. 新鮮橘皮洗淨，切粒；大米洗淨，用水浸泡 30 分鐘；山楂洗淨後去核，切塊。
2. 鍋內加適量清水燒開，加入橘皮、大米，大火煮滾後轉小火。
3. 煮 40 分鐘，加入桂花、白糖、紅糖攪勻即可。

功效：橘皮和山楂一樣可以助消化、增進食慾。如果食慾不振或吃得過於油膩，不妨煮點橘皮山楂粥，不僅解膩，還對脾胃有好處。注意：橘皮是鮮橘皮而不是陳皮。

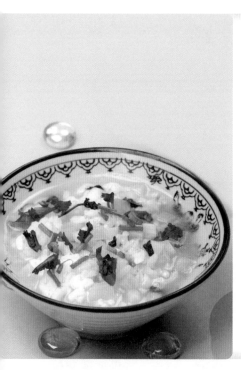

山藥蘿蔔粥 增強食慾

材料　白蘿蔔、大米各 100 克，山藥 50 克。
調料　芫茜末 8 克，鹽 2 克，麻油 5 克。

做法

1. 白蘿蔔洗淨，切塊；山藥去皮，洗淨，切粒；大米洗淨，浸水泡 30 分鐘。
2. 鍋內加適量清水燒開，加入大米，大火煮滾後轉小火。
3. 煮 20 分鐘，加白蘿蔔塊和山藥粒，繼續煮 15 分鐘，加鹽調味，撒上芫茜末，淋上麻油即可。

功效：山藥可健脾胃；蘿蔔有排水利尿、幫助消化等功效。兩者配搭食用，可理氣順脾胃，促進腸胃蠕動，增進食慾。

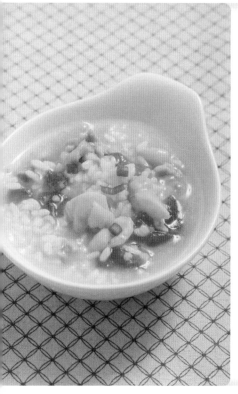

番茄雞粥 開胃促食

材料　大米 100 克，番茄、雞腿各 50 克。
調料　鹽、胡椒粉、葱末 3 克。

做法

1. 大米洗淨，用水浸泡 30 分鐘；番茄洗淨，切塊；雞腿洗淨，用開水焯去血水，切塊。
2. 鍋內加適量清水燒開，放入大米，大火煮滾後轉小火。
3. 煮 20 分鐘後，加入雞塊、番茄塊，繼續煮 15 分鐘，加入葱末、鹽、胡椒粉調味即可。

功效：番茄所含蘋果酸、檸檬酸等能促進胃液分泌，增加胃酸濃度，幫助消化，調節胃腸功能；雞肉中蛋白質的含量較高，氨基酸種類多，且容易被人體吸收利用。配搭做粥，具有開胃、健脾養胃的作用。

健忘

◔ 飲食原則

　　要吃好早餐。在早餐中，鮮牛奶最為適宜，它不僅含有優質蛋白質，還含有大腦發育所必須的卵磷脂。此外，雞蛋、米粥也是很好的食物。

　　多吃魚。魚類富含不飽和脂肪酸，有助於健腦、提高學習和記憶能力，每星期至少吃一次魚。

　　常吃豆類及其製品。豆類及其製品含有的卵磷脂、維他命、礦物質、蛋白質特別適合腦力工作者，既可以健腦益智，又可以預防心腦血管疾病。

◔ 推薦食材

健腦益智	延緩腦功能衰退	補腦健腦	促進大腦發育
核桃	花生	金針菇	魚

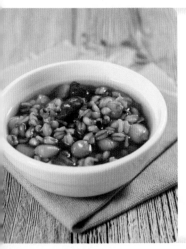

豆漿核桃四穀粥　改善記憶力

材料　大米 50 克，大麥、粟米粒各 20 克，核桃仁、黑芝麻各 5 克，豆漿 200 克。

做法

1. 核桃仁洗淨，用刀壓碎；大米洗淨，用水浸泡 30 分鐘；大麥和粟米粒洗淨，浸泡 4 小時。
2. 鍋內加適量清水燒開，加入大米、大麥、粟米粒，大火煮滾後轉小火。
3. 煮 50 分鐘後，倒入核桃仁碎，繼續煮 10 分鐘。
4. 倒入豆漿煮至黏稠，撒上黑芝麻稍煮即可。

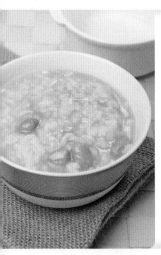

山藥花生粥 補心氣不足

材料　大米、山藥各 100 克，花生仁 30 克。

做法

1. 大米洗淨，用水浸泡 30 分鐘；山藥去皮，洗淨，切粒；花生仁洗淨。
2. 鍋內加適量清水燒開，加大米、山藥粒和花生仁，大火煮滾後轉小火，煮至花生仁、山藥軟爛，粥熟即可。

功效：山藥可補心氣不足；花生仁能增強記憶力，抗老化，延緩腦功能衰退；山藥、花生仁和大米配搭，口感不錯，還含有豐富的膳食纖維，經常食用可補腦。

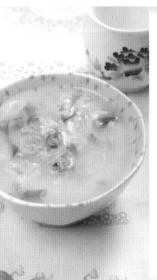

燕麥吞拿魚粥 提升專注力

材料　燕麥 30 克，大米 50 克，吞拿魚肉 60 克，紫菜少許。

做法

1. 燕麥洗淨後用水浸泡 4 小時；大米洗淨，用水浸泡 30 分鐘。
2. 鍋內加適量清水燒開，加入大米、燕麥，大火煮滾後轉小火。煮 40 分鐘至粥九成熟，倒入吞拿魚肉煮滾，放入紫菜攪勻即可。

功效：燕麥富含膳食纖維，熱量釋放緩慢且均衡，可維持人體血糖水平，使人精神飽滿；吞拿魚富含酪氨酸，在人體內有助大腦產生神經傳遞物質，使人注意力集中，思維敏捷。

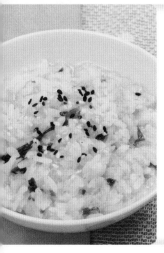

紫菜雞蛋粥 增強記憶力

材料　大米 80 克，雞蛋 1 個，熟黑芝麻、紫菜各 5 克。

做法

1. 大米洗淨，用水浸泡 30 分鐘；雞蛋攪散成蛋液；紫菜剪成細絲。
2. 鍋內加適量清水燒開，加入大米，大火煮滾後轉小火。
3. 煮 30 分鐘，至米粒軟爛，加入蛋液攪散，撒上紫菜絲和熟黑芝麻，煮 2 分鐘即可。

功效：雞蛋富含 DHA 和卵磷脂，能健腦益智；紫菜富含膽鹼和鈣、鐵、碘，配搭做粥，能增強記憶力。

免疫力下降

飲食原則

全面均衡地攝入營養。人體缺少任何一種營養素都會出現一些症狀或疾病，所以營養均衡才能保證人體健康。常吃富含胡蘿蔔素、維他命 C 及蛋白質的食物，能調節身體免疫力。

要重視三餐。長期不吃早餐，會使免疫力降低；午餐起到承上啟下的作用，午餐吃得好，人才能精力充沛，工作和學習才有高效率；晚餐不宜吃得過飽、過晚，晚上人體幾乎沒有活動量，食物不易消化吸收，長期晚餐過飽會影響新陳代謝。

推薦食材

提高抵抗力	提高免疫力	提高抗病能力	增強體質
鱔魚	牛肉	冬菇	黑豆

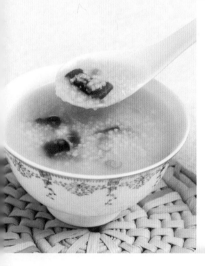

鱔魚小米粥 提高抗病能力

材料　小米 80 克，黃鱔 100 克。
調料　鹽 2 克，薑絲、葱末各 5 克。

做法

1. 小米洗淨；黃鱔去頭和內臟，洗淨，切段。
2. 鍋內加適量清水，加入小米，大火煮滾後轉小火。
3. 煮約 15 分鐘，放入鱔段、薑絲，轉小火煮至粥黏稠，加鹽、葱末調味即可。

功效：用滋陰補血、益腎壯陽的小米配搭可補腦健身、補氣養血、滋補肝腎的鱔魚煮粥，具有強身補血的功效，可以提高抗病能力。

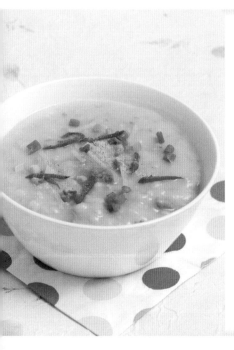

大麥牛肉粥 健脾養胃

材料 大麥 50 克，牛肉 30 克，紅蘿蔔 30 克。
調料 紅椒絲、薑絲各 5 克，鹽 3 克。

做法

1. 大麥洗淨，用水浸泡 4 小時；牛肉洗淨，切碎；紅蘿蔔去皮，洗淨，切粒。
2. 鍋內加適量清水燒開，放入大麥，大火煮滾後轉小火。
3. 煮 40 分鐘，粥將熟時加紅蘿蔔粒、牛肉醉、薑絲，繼續煮 10 分鐘，煮至牛肉醉熟透，加入紅椒絲略煮，用鹽調味即可。

功效： 這粥具有益氣寬中、滋養脾胃、補益氣血、強壯身體等作用。

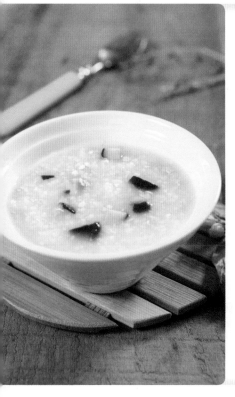

雜米冬菇粥 提高抗癌能力

材料 小米 50 克，大米、糯米、燕麥片、鮮冬菇各 20 克。
調料 葱末 5 克，鹽 3 克。

做法

1. 大米洗淨，用水浸泡 30 分鐘；小米洗淨；糯米洗淨，用水浸泡 4 小時；冬菇洗淨，切粒。
2. 鍋內加適量清水燒開，加入大米、小米和糯米，大火煮滾後轉小火。
3. 煮 30 分鐘，加入燕麥片繼續煮 5 分鐘，放入冬菇粒煮至熟，加葱末、鹽攪勻即可。

功效： 冬菇含有一種葡萄糖苷酶，能夠提高機體抗癌能力。與有滋補功效的大米、小米配搭煮粥，增強抵抗力，預防癌症的功效更強。

Part 13

常見病調養粥

——無病一身輕

高血壓

🕐 飲食原則

清淡少鹽的飲食。鹽分過量，人體內的鈉鹽成分勢必增加，從而增加血管壁所受的壓力，易導致血壓升高。每日攝取的鹽要少於 5 克。

食物多樣，以穀類為主。攝入富含膳食纖維的粗糧可增加飽腹感，減少總熱量的攝入。

常吃奶類和豆類。這些食物中富含鈣、鎂等礦物質，對降低血壓和預防中風有好處。

多吃些含鉀豐富的食物，如小棠菜、菠菜、小白菜、馬鈴薯、番茄、香蕉等。吃含鉀的食物能避免攝入鈉過多而引起的不良後果。

🕐 推薦食材

調節血壓	輔助降壓	平穩血壓	增加血管彈性
芹菜	綠豆	燕麥	茄子

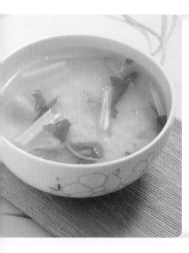

帶根芹菜粥 （降血壓）

材料 帶根芹菜 20 克，大米 80 克。

做法

1. 芹菜洗淨，切小段；大米洗淨，用水浸泡 30 分鐘。
2. 鍋內加適量清水燒開，加入大米，大火煮滾後轉小火，煮 30 分鐘，加入芹菜段再煮 10 分鐘即可。

功效： 這粥富含蘆丁，可降低毛細血管的通透性，增加血管彈性，具有降血壓、防止毛細血管破裂等功效。

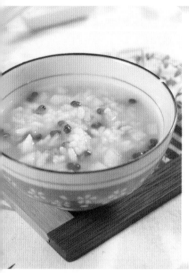

綠豆西瓜皮粥 （消炎 降壓 降脂）

材料 西瓜皮、大米各 60 克，綠豆 40 克。

做法

1. 綠豆洗淨後用水浸泡 4 小時；大米洗淨，用水浸泡 30 分鐘；削去西瓜皮的外皮，洗淨，切粒。
2. 鍋內加適量清水燒開，加入大米和綠豆，大火煮滾後轉小火。煮 40 分鐘，至大米和綠豆熟爛，放入西瓜皮粒煮 5 分鐘即可。

功效： 西瓜皮煮透後食用，能穩定血糖；綠豆可消炎、降脂、降壓，與西瓜皮同食可減少膽固醇沉積，軟化及擴張血管，有效預防心血管疾病的發生。

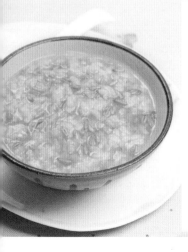

燕麥仁粥 （促進鈉排出體外）

材料 燕麥、大米各 50 克。

做法

1. 大米洗淨，用水浸泡 30 分鐘；燕麥洗淨，浸水泡 4 小時。
2. 鍋內加適量清水燒開，加入燕麥和大米，大火煮滾後轉小火。
3. 煮 40 分鐘即可。

功效： 燕麥富含膳食纖維、維他命 E 等營養物質，能促進鈉的排出，防止血壓升高。

高血脂症

飲食原則

　　控制總熱量，堅持低熱量飲食。持續高熱量的飲食會導致多餘的熱量在體內蓄積。高血脂症患者要選擇低熱量的飲食，減少脂肪的攝入，尤其是動物性脂肪。

　　多吃粗糧。燕麥、粟米和番薯可以促進排出油脂，清胃滌腸，常吃可以降低血脂、保護心血管。而且多吃粗糧，還有助於控制總熱量的攝入。

　　豆製品是好選擇。豆類可降低血膽固醇含量，而且含有較多的大豆異黃酮，能有效清除膽固醇，防止血小板凝集，減少心臟病的發生。

推薦食材

減少膽固醇的吸收	控油 利尿	減肥 預防併發症	保護心血管
蕎麥	綠豆	粟米	糙米

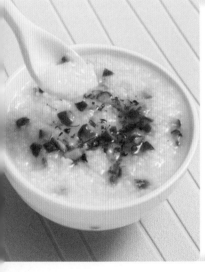

桂花栗子粥 降膽固醇

材料　栗子 50 克，糯米 75 克，桂花糖 5 克。

做法

1. 栗子去殼，洗淨，取出栗子肉，切粒；糯米洗淨，浸水泡 4 小時。
2. 鍋內倒水燒沸，放糯米大火煮沸後轉小火煮 30 分鐘，加栗子肉，煮至粥熟，撒桂花糖即可。

功效：這粥所含的植物固醇可以抑制膽固醇的吸收，因植物固醇與膽固醇在腸道內形成競爭，從而抑制腸道中膽固醇的吸收，降低膽固醇的濃度，有助調節血脂。

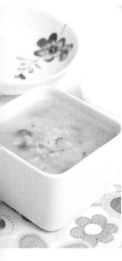

海帶綠豆粥 降血壓 降血脂

材料　大米 60 克，水發海帶 100 克，綠豆 30 克，白糖 5 克。

做法

1. 海帶洗淨，切碎；綠豆洗淨，浸水泡 4 小時；大米洗淨，浸水泡 30 分鐘。
2. 鍋內加適量清水燒開，加入大米、海帶碎、綠豆，煮滾後轉小火煮 40 分鐘至粥黏稠，加白糖調味即可。

功效：海帶有降血壓、降血脂的作用；綠豆能減少膽固醇的吸收，平衡體內甘油三酯的含量。兩者和大米一起煮粥，對高血壓、高血脂症等有較好的食療作用。

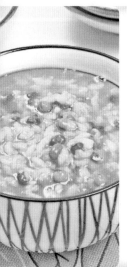

粟米綠豆粥 防治動脈硬化

材料　綠豆、粟米 40 克，大米 20 克。

做法

1. 綠豆、粟米洗淨後用水浸泡 4 小時；大米洗淨，用水浸泡 30 分鐘。
2. 鍋內加適量清水燒開，加入粟米、綠豆和大米，大火煮滾後轉小火煮 40 分鐘即可。

功效：粟米含有豐富的不飽和脂肪酸和維他命 E，可降低血液膽固醇濃度，防止其沉積於血管壁；綠豆含有的植物固醇與膽固醇競爭酯化酶，使之可以阻斷腸道對膽固醇的吸收。兩者配搭食用，具有降脂，防治動脈硬化的功效。

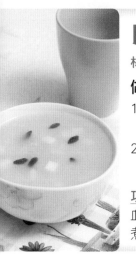

山藥枸杞粥 平穩血糖 降低血脂

材料　山藥 80 克，糙米 60 克，大米 40 克，枸杞子 10 克。

做法

1. 糙米洗淨後用水浸泡 4 小時；大米洗淨，泡 30 分鐘；山藥洗淨，去皮，切粒；枸杞子洗淨。
2. 鍋內加適量清水燒開，加入糙米、大米，大火煮滾後轉小火。煮 40 分鐘，放入山藥，煮 10 分鐘，加入枸杞子即可。

功效：山藥含有大量的黏液蛋白、維他命及礦物質，有平穩血糖的作用，也可降低血脂，預防心血管疾病，它和糙米一起煮粥食用，具有防治糖尿病、高血脂症的功效。

特效功能

151

冠心病

飲食原則

控制脂肪的攝入，脂肪供熱佔總熱量的 20%~25%，其中動物脂肪不超過 1/3；膽固醇攝入量應限制在每日 300 毫克以下。

適當地增加植物蛋白質，尤其是大豆蛋白質。其合適的比例為蛋白質供熱佔總熱量的 12% 左右，其中優質蛋白質佔 40%~50%，優質蛋白質中動物性蛋白質和豆類蛋白質各佔一半。

避免吃得過飽、過多，不吃過於油膩和過鹹的食物，每日食鹽攝入量不超過 5 克。

推薦食材

利尿 擴張血管	使血液循環暢通	保護心血管系統	保護心臟健康
山楂	黃豆	核桃	黑芝麻

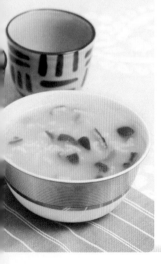

山楂麥芽粥　防治冠心病

材料　大米 60 克，麥芽 70.克，山楂 50 克，陳皮 5 克。

做法

1. 麥芽、陳皮洗淨，陳皮切絲；大米洗淨，浸水泡 30 分鐘；山楂洗淨，去籽，切塊。
2. 鍋內加適量清水燒開，加入大米、麥芽、陳皮，大火煮滾後轉小火。
3. 煮 30 分鐘，加入山楂塊，繼續煮 20 分鐘即可。

<u>功效</u>：山楂有防治心血管疾病，降低血壓和膽固醇，軟化血管等作用；麥芽有行氣消食、健脾養胃、平穩血糖等作用。兩者和大米一起煮粥食用，有效防治冠心病。

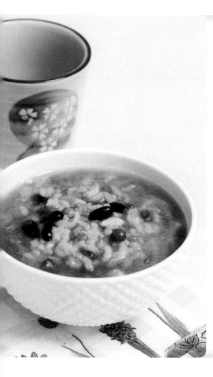

五色豆粥 防治心腦血管疾病

材料 大米 50 克，黑豆、黃豆、綠豆、紅豆、眉豆各 10 克。

做法

1. 大米洗淨，用水浸泡 30 分鐘；五種豆洗淨，用水浸泡 4 小時。
2. 鍋內加適量清水燒開，加入大米和五種豆，大火煮滾後轉小火。
3. 煮 1 小時至黏稠即可。

功效： 黑豆、黃豆、綠豆、紅豆、眉豆都含蛋白質、不飽和脂肪酸和膳食纖維，常食可預防動脈粥樣硬化，促進血液循環、防治心腦血管疾病。這些豆類和大米粥一起煮食，對心腦血管疾病，如動脈硬化、冠心病等有較好的防治作用。

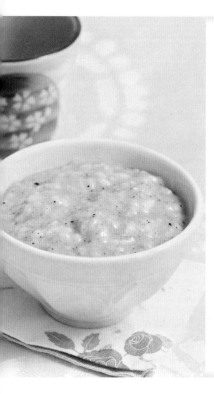

黑芝麻核桃粥 降低膽固醇

材料 大米 100 克，核桃仁 30 克，黑芝麻 20 克，白糖 5 克。

做法

1. 核桃仁洗淨後，用刀壓碎；大米洗淨，用水浸泡 30 分鐘。
2. 鍋內加適量清水燒開，加大米，煮滾後轉小火。
3. 煮 30 分鐘，加入核桃仁碎、黑芝麻煮至黏稠，加白糖攪勻。

功效： 核桃仁富含不飽和脂肪酸，可降低血液中膽固醇的含量，有益於動脈硬化、心腦血管病患者的保健；黑芝麻含大量不飽和脂肪酸、鐵和維他命 E 等，可降低血液中膽固醇含量，防治動脈硬化。兩者和大米煮粥，可降低膽固醇，對防治動脈硬化、冠心病等有一定功效。

糖尿病

飲食原則

合理節食，控制熱量攝入。一般而言，每人每天攝入的總熱量為 1,200~1,600 千卡。蛋白質攝入量為每日每千克體重 1~1.2 克，脂肪攝入量為每日每千克體重 1 克。

鹽攝入量每日不高於 5 克。糖尿病患者要控制攝鹽量，食鹽過多可能導致併發症如高血壓的發生。

靈活加餐，避免偏食。糖尿病患者一般可在上午 9~10 點，下午 3~4 點及晚上睡前加一次餐。

推薦食材

減慢餐後血糖上升速度	平穩餐後血糖	提高胰島素使用率	有「植物胰島素」之稱
燕麥	綠豆	糙米	苦瓜

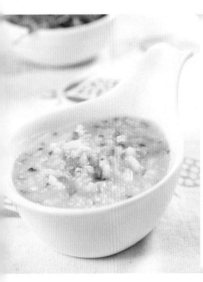

苦蕎麥片粥　調節血糖血脂

材料　苦蕎麥 20 克，大米 70 克，燕麥片 15 克。

做法

1. 苦蕎麥洗淨，浸泡 4 小時；大米洗淨，浸水泡 30 分鐘。
2. 鍋內加適量清水燒開，加入苦蕎麥和大米，大火煮滾後轉小火。
3. 煮 40 分鐘，加入燕麥片，煮至粥變黏稠即可。

<u>功效</u>：苦蕎麥有調節血糖、血脂，改善心腦血管微循環等功效，對糖尿病、高血壓、高血脂症具有很好的食療效果。

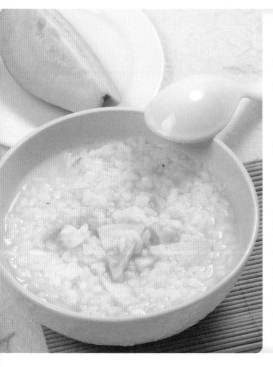

番石榴粥 減輕糖尿病併發症

材料 番石榴 80 克，大米 100 克。

做法

1. 大米淘洗乾淨，浸水泡 30 分鐘；番石榴洗淨，去皮後切薄片。
2. 將大米、番石榴放入鍋內，加適量清水，置大火上燒沸，再用小火煮 25 分鐘即可。

功效： 這粥能增強胰島素的敏感性，平穩血糖。番石榴含有鉻元素，有助改善糖尿病患者和糖耐量受損者的葡萄糖耐量，增強胰島素的敏感性；其所含的番石榴多醣有助控制血糖，減輕糖尿病患者的併發症。

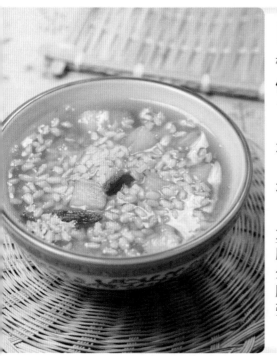

山藥糙米粥 平穩血糖

材料 山藥 60 克，糙米 100 克，枸杞子 5 克。

做法

1. 糙米洗淨，浸水泡 4 小時；山藥洗淨，去皮，切粒；枸杞子洗淨。
2. 鍋內加適量清水燒開，加入糙米，大火煮滾後轉小火。
3. 煮 40 分鐘，加入山藥，煮軟爛後加入枸杞子即可。

功效： 糙米富含膳食纖維，能增強飽腹感，控制熱量的攝入，還能促進脂肪分解；山藥含有大量的黏液蛋白，益五臟，有平穩血糖的作用，和糙米一起煮粥食用，效果更好。

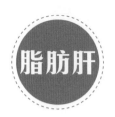

脂肪肝

⑥ 飲食原則

　　儘量少攝取動物油、動物內臟、雞皮等含脂肪、膽固醇比較高的食物。多食用蔬菜、水果和菌藻類食物，以保證充足的膳食纖維的攝入。

　　少吃蔗糖、果糖、葡萄糖和含糖量高的糕點等食物。

⑥ 推薦食材

降低膽固醇	養肝明目	抑制肝臟脂肪吸收	加速膽固醇排泄
海帶	菊花	綠豆	金橘

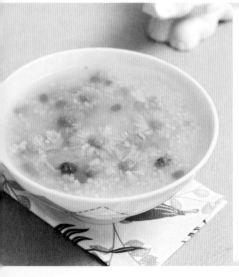

菊花綠豆粥　平肝降火

材料　小米 60 克，綠豆 30 克，菊花 5 克。

做法

1. 綠豆洗淨後用水浸泡 4 小時；小米、菊花分別洗淨。
2. 鍋內加適量清水燒開，加入綠豆，大火煮滾後加入小米，轉小火。
3. 煮 40 分鐘，加入菊花，繼續煮 5 分鐘即可。

功效： 綠豆可以清熱去火，菊花可以疏風散熱、平肝明目。兩者配搭小米一起煮粥，具有平肝去火、清熱明目的功效。

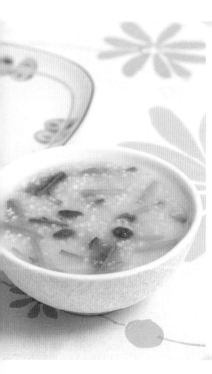

菠菜枸杞小米粥 養肝明目

材料 菠菜、小米各 50 克，枸杞子 10 克。

做法

1. 菠菜洗淨，焯水後切段；小米、枸杞子分別洗淨。
2. 鍋內加適量清水燒開，加入小米，大火煮滾後轉小火。
3. 煮 30 分鐘，加入枸杞子煮至小米酥爛，放入菠菜段攪勻煮滾即可。

功效：菠菜富含類胡蘿蔔素、維他命 C 等，能潤燥滑腸、養肝明目；枸杞子含豐富的胡蘿蔔素、維他命、鈣、鐵等，能滋補肝腎、益精明目。兩者和小米一起煮粥，具有養肝護肝、清熱除煩、明目止渴的功效，對脂肪肝患者有食療作用。

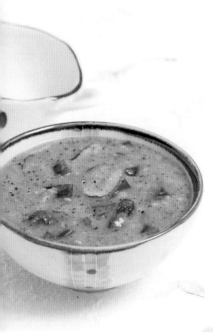

海帶黑豆粉粥 補肝養血

材料 黑豆粉 50 克，粟米粉 30 克，海帶 30 克，紅棗 5 顆。

做法

1. 海帶洗淨，浸水泡 4 小時，切小片；紅棗洗淨，去核。
2. 鍋內加適量清水燒開，放入紅棗、海帶片，大火煮滾後轉中火。
3. 煮 25 分鐘，加黑豆粉、粟米粉攪勻，改用小火煮 5 分鐘即可。

功效：黑豆粉富含蛋白質、脂肪及礦物質，能軟化血管，降低血脂；海帶含大量膳食纖維及礦物質，可促進血液中脂肪的代謝，降低膽固醇，預防心血管疾病；紅棗富含多種維他命，有保護肝臟的功效。三者煮食，具有補肝養血，對防治脂肪肝有一定功效。

痛風

⊙ 飲食原則

限制攝入脂肪含量高的食物，脂肪攝入過多會減少尿酸的排出。

多喝水，以促進體內尿酸的排出。多吃鹼性食物，少吃酸性食物，如煎炸食物等不宜多吃，否則會加重肝腎負擔，對排尿酸不利。

少吃鹽和刺激性調味品或香料；禁用嘌呤含量高的食物，濃肉湯、濃魚湯中嘌呤含量較高，痛風患者不宜食用。

⊙ 推薦食材

促尿酸排出	利尿消腫	降脂利尿	益腎氣 利小便
大米	冬瓜	粟米	小米

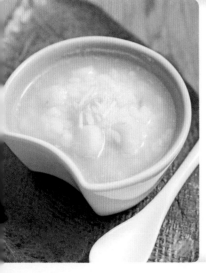

冬瓜粥　利於尿酸排出

材料　大米 80 克，冬瓜 150 克，薑絲 3 克。

做法

1. 大米洗淨，用水浸泡 30 分鐘；冬瓜洗淨，去皮、瓤，切小塊。
2. 鍋內加適量清水燒開，加入大米，大火煮滾後轉小火。煮 30 分鐘，加入冬瓜塊，轉小火燉煮至熟軟，加入薑絲煮 2 分鐘即可。

<u>功效</u>：冬瓜是鹼性食品，鉀的含量很高，多食可以降低血和尿液的酸度，而且具有利尿作用，對痛風患者很有利。

紅棗蓮子糯米粥

對高尿酸血症者有益

材料 鮮蓮子 30 克，糯米 100 克，紅棗 2 顆，白糖適量。

做法

1. 新鮮蓮子去芯，洗淨；糯米洗淨後，浸水泡 4 小時；紅棗洗淨，去核。
2. 鍋中加水燒開，放入備好的材料小火煮成粥，加白糖攪勻即可。

功效： 紅棗中的維他命 C 能促進尿酸排出，蓮子富含鈣、磷、鎂、鉀等，配搭糯米，對高尿酸血症者有益。

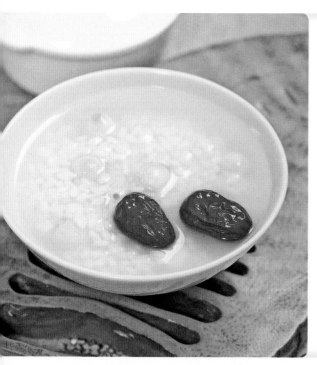

小米紅棗粥

促進尿酸溶解與排出

材料 小米 80 克，大米、紅豆各 25 克，紅棗 10 顆，紅糖 5 克。

做法

1. 小米洗淨；大米洗淨，用水浸泡 30 分鐘；紅棗洗淨，去核；紅豆洗淨，浸泡 4 小時。
2. 鍋內加適量清水燒開，加入小米、紅豆、大米，大火煮滾後轉小火。
3. 煮 20 分鐘，加入紅棗煮 15 分鐘，加入紅糖攪勻即可。

功效： 這粥具有含鉀高、含鈉低的特點，而鉀有利尿作用，對痛風患者十分有益；且富含膳食纖維，進食後能加快飽腹感，促進尿酸的排出。

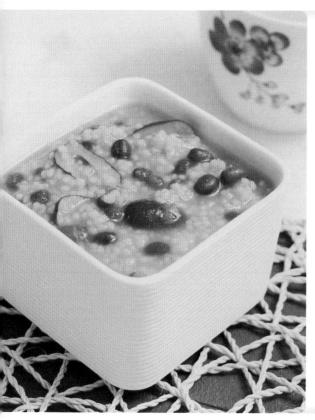

感冒

⚘ 飲食原則

　　感冒初期多飲水，多吃清淡、稀軟的粥湯等。這樣可以減輕腸胃負擔。風熱感冒多喝白開水，風寒感冒可以多喝點薑糖水。

　　感冒後期，可以多吃一些開胃健脾、調補正氣的食物，如紅棗、雪耳、芝麻、木耳等。

　　忌辛辣油膩、滋補酸澀食物。如羊肉、魚蝦、螃蟹、人參、麥冬、桂圓、石榴等；黏糯的甜品也不宜食用。

⚘ 推薦食材

有利驅寒	抵抗病毒	清熱利咽	潤肺止咳
生薑	葱	蓮藕	杏仁

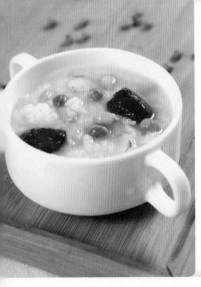

驅寒薑棗粥 　散寒發汗 化痰止咳

材料　粟米粒 50 克，青豆 30 克，紅棗 6 顆，大米 50 克，薑片 15 克。

做法

1. 大米洗淨，用水浸泡 30 分鐘；青豆、粟米粒洗淨；紅棗洗淨，去核。
2. 鍋內加適量清水燒開，加入大米，大火煮滾後轉小火。煮 10 分鐘，加入薑片、紅棗、青豆與粟米粒，煮 20 分鐘即可。

功效：生薑性辛溫，可散寒發汗、化痰止咳、和胃止嘔；紅棗可健脾益胃、補中益氣，加上粟米和青豆，可補充體力、補虛祛寒、活血化瘀、健脾暖胃。

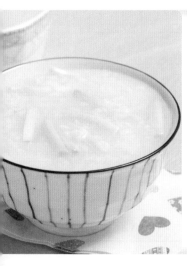

葱白大米粥 防治風寒感冒

材料 大米 100 克，葱白段 30 克，鹽 3 克。

做法

1. 大米洗淨，用水浸泡 30 分鐘。
2. 鍋內倒入適量水燒開，加入大米，大火煮滾後轉小火。
3. 煮 30 分鐘，待大米煮熟時，把葱白段放入鍋中，米爛粥熟時加鹽調味即可。

功效： 葱白具有發汗解表、宣肺平喘、利水消腫的作用，煮粥食用可以有效防治風寒感冒。

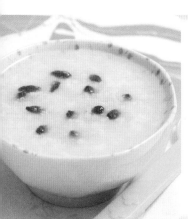

生薑大米粥 對胃寒嘔吐有益

材料 大米 100 克，枸杞子 10 克，薑末 25 克。

做法

1. 大米洗淨，用水浸泡 30 分鐘；枸杞子洗淨。
2. 鍋內加適量清水燒開，加入大米、薑末煮滾後轉小火。
3. 煮 30 分鐘，加入枸杞子，小火煮 10 分鐘即可。

功效： 這粥可散寒發汗，對胃寒嘔吐者有很好的效果。

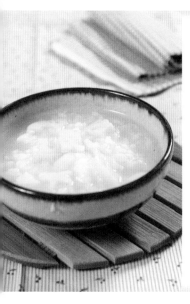

薑汁蓮藕粥 對抗春季感冒

材料 蓮藕、大米各 100 克，薑汁 20 克。

做法

1. 蓮藕去皮、洗淨、切塊；大米洗淨，用水浸泡 30 分鐘。
2. 鍋內加適量清水燒開，加入蓮藕、大米，大火煮滾後轉小火。
3. 煮 30 分鐘後，加入薑汁，繼續煮 5 分鐘即可。

功效： 蓮藕具有養陰和潤燥的作用；生薑能促使體內的病菌、寒氣排出。兩者同食對感冒有很好的療效。此粥適合換季時食用，可緩解肺熱、肺燥帶來的不適。

咳嗽

飲食原則

多喝水。濕潤呼吸道黏膜，使痰容易咳出；增加排尿量，促進有害物質的排泄。

風寒咳嗽（舌苔發白，痰稀），吃溫熱、化痰的食物；風熱咳嗽（舌苔發紅或發黃，痰質黃稠），吃清肺熱、化痰止咳的食物。

忌生冷，忌辛辣。生冷、辛辣食品會刺激咽喉部，使咳嗽症狀加重。

推薦食材

潤肺止咳	補中潤肺	有效緩解咳嗽	輔治咳嗽
雪梨	百合	枇杷	桂花

 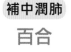

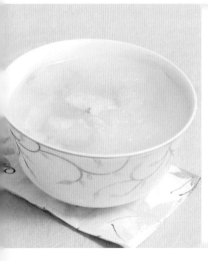

冰糖雪耳雪梨粥 潤肺止咳

材料 雪梨 1 個，大米 50 克，乾雪耳 5 克，冰糖 5 克。

做法

1. 乾雪耳泡發，洗淨，去硬蒂，撕小朵；雪梨洗淨，切塊；大米洗淨，浸水泡 30 分鐘。
2. 鍋內加適量清水燒開，加大米、雪耳，煮滾後轉小火。煮 40 分鐘，加入雪梨塊煮 5 分鐘，加冰糖煮 5 分鐘至其融化即可。

功效：雪耳滋陰止咳、潤腸開胃；冰糖雪梨潤肺化痰。一起煮粥食用有清心、潤肺、止咳的功效。

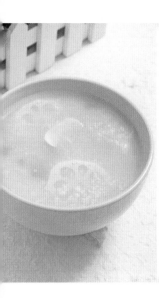

鮮藕百合枇杷粥 補中潤肺

材料 蓮藕 50 克，鮮百合、枇杷各 30 克，小米 100 克。

做法

1. 小米洗淨；鮮百合剝開，洗淨；蓮藕洗淨，去皮，切片；
   枇杷洗淨，去皮、去核。
2. 鍋內加入清水燒開，放蓮藕片和小米，大火煮滾後轉
   小火。煮 30 分鐘，加入百合、枇杷煮滾後轉小火，
   煮至黏稠即可。

功效：百合能補中潤肺、鎮靜止咳；枇杷可潤燥清肺、
止咳降逆；蓮藕可潤燥。此粥可以潤澤呼吸道及肺，對
因肺燥津傷所致的咳嗽有較好的食療作用。

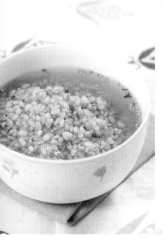

金桂糙米粥 止咳 化痰 散瘀

材料 乾桂花 5 克，糙米 100 克。

做法

1. 糙米洗淨，浸水泡 4 小時；乾桂花洗淨。
2. 鍋內加適量清水燒開，加入糙米，大火煮滾後轉小火。
3. 煮 50 分鐘，放入乾桂花，用匙順時針輕輕攪拌，煮
   5 分鐘即可食用。

功效：桂花有化痰、散瘀的功效，對輔治咳嗽有益；糙
米可促進血液循環，提高人體免疫功能。兩者同食可以
促使病症早日消除。

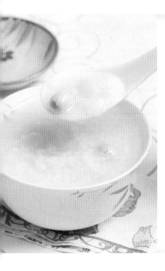

蓮子大米粥 防治咳嗽

材料 大米 100 克，蓮子 40 克，冰糖 5 克。

做法

1. 蓮子洗淨；大米洗淨，浸水泡 30 分鐘。
2. 鍋內加適量清水燒開，加入蓮子和大米，大火煮滾後
   轉小火。
3. 煮 30 分鐘，煮至粥黏稠，加冰糖煮 5 分鐘至其融化。

功效：蓮子富含澱粉、蛋白質、脂肪及多種維他命，可
用於防治咳嗽所致的口乾舌燥、嗓子疼痛、聲音嘶啞等
症狀，和大米煮食，能有效防治咳嗽。

便秘

⊘ 飲食原則

多喝水，可軟化糞便，利於排泄。清晨喝一杯蜂蜜水是便秘患者應該養成的習慣。

攝入足夠的粗糧、新鮮蔬菜、水果等富含膳食纖維的食物，有助於維持腸道菌群環境，利於清腸和排便。

潤腸食物不可缺。食用核桃仁、芝麻等富含油脂的堅果，有潤腸通便的作用。

⊘ 推薦食材

刺激腸胃蠕動	促進排便	通便降脂	潤腸通便
糙米	番薯	燕麥	松子仁

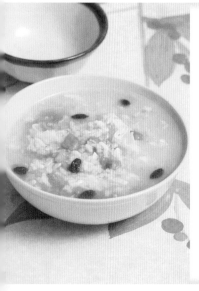

雪耳木瓜糙米粥 促進腸胃蠕動

材料 木瓜 150 克，糙米 70 克，大米 30 克，雪耳 20 克，枸杞子 10 克。

做法

1. 糙米洗淨，浸水泡 4 小時；大米洗淨，浸水泡 30 分鐘；木瓜去皮、籽，洗淨，切粒；雪耳洗淨，去硬蒂，撕小朵；枸杞子洗淨。
2. 鍋內加適量清水燒開，加糙米、大米、雪耳，煮滾後轉小火。
3. 煮 40 分鐘，加枸杞子、木瓜，煮 5 分鐘即可食用。

功效：這粥膳食纖維含量高，且含有多種維他命，可以促進腸道益生菌生長，軟化糞便，並幫助其排出。

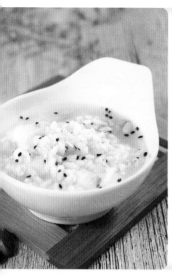

松仁黑芝麻山藥粥 健脾益胃 潤腸通便

材料 大米、山藥各 100 克，黑芝麻、松子仁各 5 克，冰糖 3 克。

做法

1. 大米洗淨，浸水泡 30 分鐘；山藥去皮，切小塊；松子仁洗淨，用刀壓碎。
2. 鍋內加適量清水燒開，加入大米、山藥塊，大火煮滾後轉小火。煮 30 分鐘，加入松子仁碎、黑芝麻和冰糖，煮 5 分鐘至冰糖融化即可。

<u>功效</u>：山藥具有健脾益胃的功效；芝麻和松子仁富含脂肪。三者配搭做粥能潤腸通便。

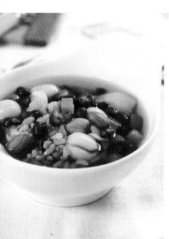

核桃百合雜糧粥 促進消化 預防便秘

材料 核桃仁 50 克，小麥、蓮子、紅豆各 30 克，乾百合 10 克，花生仁 20 克，番薯 80 克。

做法

1. 將蓮子、紅豆、小麥清洗後浸泡 4 小時；乾百合泡軟，洗淨；核桃仁洗淨後，用刀壓碎；花生仁洗淨；番薯洗淨，去皮，切小塊。
2. 鍋內加適量清水燒開，加入除番薯外的所有食材，大火煮滾後轉小火。
3. 煮 40 分鐘，倒入番薯塊，繼續煮約 20 分鐘後即可。

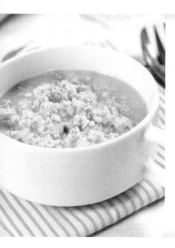

牛油果香蕉麥片粥 促進消化 降膽固醇

材料 牛油果 30 克，香蕉 50 克，燕麥片 80 克，牛奶 200 克。

做法

1. 將燕麥片煮成粥，混入牛奶。
2. 牛油果取肉、壓泥；香蕉取肉、壓泥。
3. 牛油果泥、香蕉泥混合後，加入牛奶燕麥攪勻即可。

<u>功效</u>：牛油果含膳食纖維；香蕉中可溶性膳食纖維含量很高，能清除體內多餘的膽固醇。配搭燕麥做粥，可促進消化，降低膽固醇。

腹瀉

⊘ 飲食原則

　　腹瀉者應進食細、軟、爛、易消化的食物，最好進食些流質，並且要適當補水。

　　腹瀉期間，體內會流失很多維他命，應吃些維他命含量豐富的食物，如新鮮蔬菜、純果汁等，以補充營養。

　　多吃一些健脾止瀉及酸性、有收澀作用的食物。切忌食用生、冷、寒、涼的食物，以及肥膩、堅硬和刺激性食物。

⊘ 推薦食材

止痢	修復腸胃	緩解腹瀉	收斂 殺菌 止瀉
莧菜	荔枝	山藥	石榴

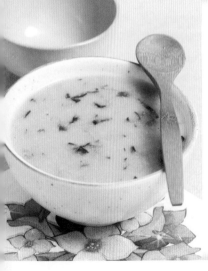

莧菜粟米粥　調節胃腸道功能

材料　粟米粉 100 克，莧菜 50 克，鹽 3 克。

做法
1. 粟米粉放碗中，用溫水調成糊；莧菜洗淨後切碎。
2. 鍋內加適量清水燒開，煮滾後倒入粟米粉糊，略滾後轉小火。
3. 煮至黏稠，加入莧菜碎不停攪拌，煮約 2 分鐘，加鹽調味即可。

功效：莧菜清熱利濕，涼血止血；粟米屬粗纖維類的食物，能促進胃腸蠕動。一起煮粥食用可以調節胃腸道功能。

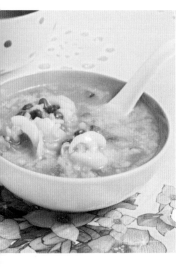

荔枝紅豆粥　溫補脾胃 防止腹瀉

材料　紅豆 60 克，荔枝 50 克，大米 40 克。

做法

1. 紅豆洗淨，浸水泡 4 小時；大米洗淨，浸水泡 30 分鐘；荔枝去殼，去核。
2. 鍋內加適量清水燒開，加入紅豆、大米，大火煮滾後轉小火。煮 50 分鐘，加入荔枝略煮即可。

功效：荔枝的蛋白質和維他命含量都很豐富，可補脾益肝，配搭補血益氣、健脾胃的紅豆，可溫補脾胃，防止脾虛型腹瀉。

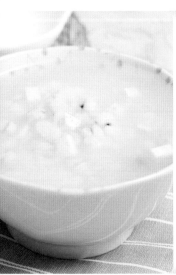

薏米山藥粥　健脾滲濕 滋補肺腎

材料　薏米、大米各 50 克，山藥 100 克。

做法

1. 薏米洗淨，浸水泡 4 小時，大米洗淨，浸水泡 30 分鐘；山藥洗淨，去皮，切粒。
2. 鍋內加適量清水燒開，放入薏米、大米，大火煮滾後轉小火。
3. 煮 40 分鐘，加入山藥，煮至山藥及米粒熟爛即可。

功效：山藥和薏米同食具有健脾滲濕、滋補肺腎的功效，適用於消化不良性腹瀉、大便溏瀉、全身無力、心悸氣短等症狀者食用。

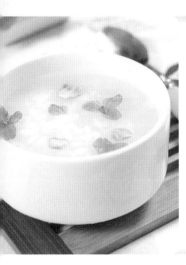

紫藤花粥　解毒 止吐瀉

材料　大米 80 克，糯米 30 克，紫藤花 10 克，冰糖 3 克。

做法

1. 糯米洗淨，浸水泡 4 小時；大米洗淨，浸水泡 30 分鐘；把紫藤花放入清水浸泡後撈出。
2. 鍋內加適量清水燒開，煮滾後加入紫藤花，焯水撈出，過涼水。
3. 鍋內加適量清水，加入糯米、大米，大火煮滾後轉小火。煮 40 分鐘，放入紫藤花，煮滾 5 分鐘，加入冰糖，煮至其融化即可。

Part 14
女性美顏養生粥
——修煉高顏值好氣色

潤膚養顏

飲食原則

應該多食用富含維他命 C 的食物，如奇異果、鮮棗、士多啤梨、車厘子等。

不宜食用辛辣、煎炸、刺激性食物。不宜食用富含酪氨酸的食物，如朱古力、芝士等。

多吃能補氣血的食物，如牛肉、紅棗、桂圓、鯉魚等。

推薦食材

補水美膚	美容嫩膚	延緩衰老	使皮膚光澤細膩
車厘子	雪耳	豬紅	紅棗

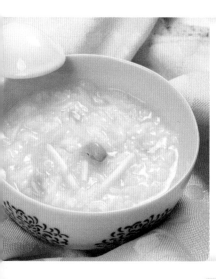

生薑豆芽粥 **補養氣血**

材料 黃豆芽 50 克，大米 100 克，生薑 10 克。

做法

1. 生薑洗淨，切成細絲；黃豆芽洗淨，除去鬚根；大米洗淨，浸水泡 30 分鐘。
2. 將大米、生薑絲放入鍋內，加適量清水，置大火上燒沸，轉小火煮 20 分鐘，加黃豆芽煮熟即可。

功效：這粥有補氣養血的作用，能使人容光煥發、膚色紅潤。

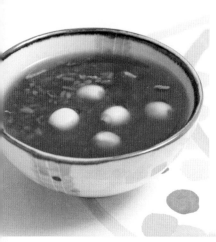

紅米蓮子粥 **排毒養顏**

材料 紅米 80 克，蓮子 40 克，紅糖（或冰糖）20 克。

做法

1. 蓮子洗淨，浸水泡 4 小時；紅米洗淨，浸水泡 4 小時後瀝乾。
2. 鍋置火上，加適量清水燒開，放入紅米、蓮子，用中火煮沸，轉小火煮 40 分鐘，加入紅糖攪勻，或加冰糖煮至冰糖融化即可。

功效：紅米可有效排出體內毒素，與蓮子同樣具有清心降火、排毒養顏的作用。

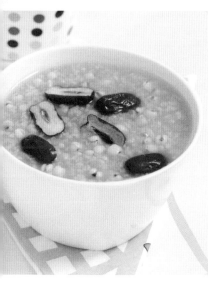

薏米紅棗美顏粥 **美白淡斑**

材料 糯米 80 克，薏米 30 克，紅棗 10 顆，紅糖 3 克。

做法

1. 薏米、糯米洗淨，浸水泡 4 小時；紅棗洗淨，去核。
2. 鍋內加適量清水，加入薏米、糯米，大火煮滾後轉小火。
3. 煮 50 分鐘，加入紅棗，煮 10 分鐘至米粒糊化成粥狀，加入紅糖攪勻即可。

功效：這粥不僅美容養顏，口感還香甜綿軟，常食可令膚色紅潤，皮膚光澤細膩。

祛斑美白

⊘ 飲食原則

　　可以選擇含豐富的維他命 C、維他命 E 的果蔬或堅果等，如奇異果、士多啤梨、葡萄、生菜、椰菜花、苦瓜、黑芝麻、核桃等，有抗氧自由基、促進膠原蛋白合成的作用，可以有效對抗日曬傷害。

　　應該避免食用辛辣、煎炸、油膩的食物。

⊘ 推薦食材

淡化色斑	補血嫩膚	理氣活血	護膚抗老
番茄	紅棗	紅豆	紫薯

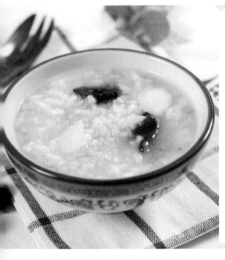

紅棗山藥糙米粥

滋補脾胃　養心安神

材料　糙米 30 克，大米 80 克，山藥 100 克，紅棗 6 顆。

做法

1. 糙米洗淨，浸水泡 4 小時；大米洗淨，浸水泡 30 分鐘；山藥去皮，切小塊；紅棗洗淨，去核。
2. 鍋內加適量清水燒開，加入糙米和大米，大火煮滾後轉小火。煮 40 分鐘，加入紅棗、山藥塊煮 10 分鐘即可。

紅豆薏米粥 美白肌膚

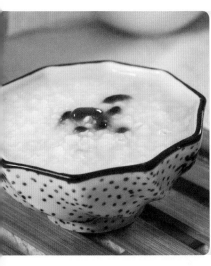

材料 紅豆、薏米、大米各 50 克，冰糖 3 克。

做法

1. 紅豆、薏米洗淨，浸水泡 4 小時；大米洗淨，浸水泡 30 分鐘。
2. 鍋內加適量清水燒開，加入紅豆、薏米、大米，大火煮滾後轉小火。
3. 煮 1 小時，加入冰糖煮至冰糖融化即可。

功效： 紅豆和薏米配搭做粥，可美白肌膚，使肌膚更潤滑，還可修復曬後肌膚。

薏米百合紅棗粥 潤膚排毒

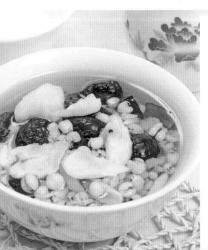

材料 薏米 80 克，乾百合 15 克，紅棗 10 顆，冰糖適量。

做法

1. 乾百合洗淨，泡軟；薏米洗淨，浸泡 4 小時；紅棗洗淨，去核。
2. 鍋置火上，放入清水大火燒開，放薏米、紅棗，用大火煮滾，轉小火煮約 40 分鐘。煮至爛熟時放入百合、冰糖，再次煮熟即可。

功效： 這粥可以抑制肌膚中黑色素的生成，使皮膚變得光潔白皙。

麥片紫薯粥 抗衰補血

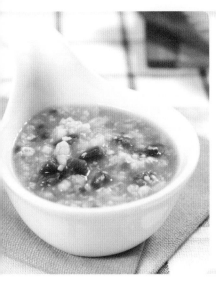

材料 紫薯 50 克，大米 30 克，燕麥片 25 克。

做法

1. 大米洗淨，浸水泡 30 分鐘；紫薯去皮、切小塊。
2. 鍋內加適量清水燒開，加入大米和紫薯塊，大火煮滾後轉小火。
3. 煮 30 分鐘，加入燕麥片，煮至黏稠即可。

功效： 紫薯含花青素，可提升機體免疫力，清除體內自由基；燕麥富含膳食纖維，能降血脂、平穩血糖。這粥可有效抗衰補血。

防皺抗衰

🌀 飲食原則

　　補充富含胡蘿蔔素的食物，如南瓜、紅蘿蔔、哈密瓜、芒果等，可促進膠原蛋白的合成。

　　補充富含維他命 C 的食物，如菠菜、芹菜、苦瓜、奇異果、葡萄、鮮棗等，能還原維他命 E，防止細胞老化。

　　補充富含維他命 E 的食物，如小麥胚芽、黃豆、核桃、杏仁、麻油等，防止細胞老化。

🌀 推薦食材

延緩皮膚衰老	養顏除皺	抗氧潤膚	對抗自由基
牛奶	三文魚	葡萄	黑豆

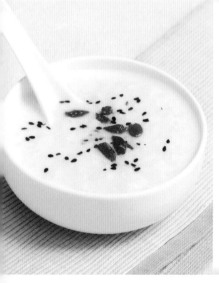

奶香黑芝麻粥 　潤澤肌膚

材料　牛奶 200 克，大米 100 克，熟黑芝麻 20 克，枸杞子 10 克，冰糖 3 克。

做法

1. 大米洗淨，浸水泡 30 分鐘；枸杞子洗淨。
2. 鍋內加入適量清水燒開，加入大米，煮滾後轉小火煮 40 分鐘，加入牛奶、枸杞子煮滾後，加冰糖煮 5 分鐘，撒上熟黑芝麻攪勻即可。

功效：牛奶富含優質蛋白質、鈣等，可美白潤膚、防老抗衰；黑芝麻富含維他命 E、鈣、鐵等營養素，可預防貧血、烏髮養顏。配搭枸杞子、大米煮粥，可防皺抗衰、潤澤肌膚。

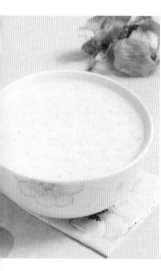

牛奶大米粥 防止肌膚乾燥

材料　牛奶 150 克，大米 60 克，白糖 3 克。

做法

1. 大米洗淨，浸水泡 30 分鐘。
2. 鍋內加適量清水燒開，加入大米，大火煮滾後轉小火。
3. 煮 30 分鐘，加入牛奶攪勻，待粥稍涼後加白糖攪勻即可。

<u>功效</u>：牛奶含有豐富的蛋白質、維他命與礦物質，具有天然保濕效果，易被皮膚吸收，能防止肌膚乾燥，並可修補乾紋。

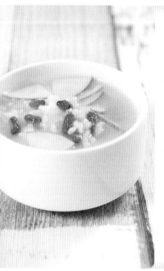

蘋果養顏粥 美容養顏 排毒通便

材料　大米 100 克，蘋果 1 個，葡萄乾 30 克，蜂蜜適量。

做法

1. 大米洗淨，浸水泡 30 分鐘；蘋果洗淨，切片；葡萄乾洗淨。
2. 鍋內加適量清水燒開，加入大米和蘋果片，再次煮滾後轉小火。煮 30 分鐘，將葡萄乾放入碗中，倒入滾燙的粥，攪勻，涼至溫熱，加入蜂蜜攪勻即可。

<u>功效</u>：蘋果含維他命 C、果膠和膳食纖維，可清除體內毒素，減少皮膚雀斑、黑斑；蜂蜜有很強的抗氧化作用。兩者配搭做粥，具有美容養顏、排毒通便的作用。

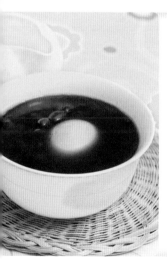

黑豆蛋酒粥 活血抗氧化

材料　黑豆、米酒各 100 克，雞蛋 2 個，白糖 3 克。

做法

1. 黑豆洗淨，浸水泡 4 小時；雞蛋帶殼洗淨，煮熟，去殼。
2. 鍋內加適量清水燒開，加入黑豆，大火煮滾後轉小火。
3. 煮 50 分鐘，待黑豆爛熟，加入白糖，將雞蛋再放入鍋中，倒入米酒煮滾即可。

<u>功效</u>：這粥中的維他命 E 和維他命 B 雜含量較高，對清除體內自由基、減少皮膚皺紋有一定作用。

烏髮護髮

飲食原則

適當多食含不飽和脂肪酸、蛋白質及維他命 A 的食物，如黑芝麻、核桃、黑豆等。

要養成良好的飲食習慣，不宜飲用碳酸飲料，不宜食用高糖、辛辣、油膩食物。

推薦食材

補腎烏髮	頭髮黑亮	強筋益腎	補血生髓
何首烏	黑米	黑豆	黑芝麻

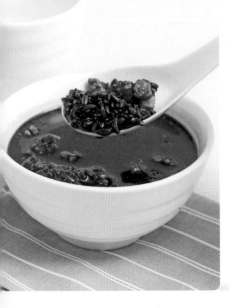

何首烏烏髮粥 補腎強肝

材料 黑米 100 克，何首烏 5 克，黑芝麻 20 克，核桃仁 15 克，冰糖 3 克。

做法

1. 何首烏洗淨，煎煮 30 分鐘，去渣取汁；黑米洗淨，浸水泡 4 小時；核桃仁洗淨後，壓碎。
2. 鍋內放何首烏汁和適量水燒開，加入黑米、黑芝麻、核桃仁碎，大火煮滾後轉小火煮 40 分鐘，加冰糖煮融化即可。

功效：何首烏可補肝腎、益精血、烏鬚髮；黑芝麻可補腎強肝，防治鬚髮早白、脫髮等症；核桃仁可補腎固精、潤肌烏髮。三者和黑米煮粥，具有補腎強肝、固精、烏髮等作用。

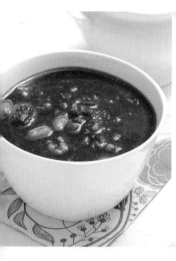

八寶黑米粥 補充氣血 護髮養髮

材料 黑米、薏米各 30 克，芡實、蓮子、花生仁、核桃仁、乾百合、蜜櫻桃各 5 克，紅棗 6 顆，冰糖 5 克。

做法

1. 核桃仁洗淨，壓碎；紅棗洗淨，去核；芡實、花生仁洗淨，浸水泡 2 小時；乾百合洗淨，泡軟；黑米、蓮子、薏米用水浸泡 4 小時。
2. 鍋內加適量清水燒開，放入所有食材，大火煮滾後轉小火。
3. 煮約 1 小時，放入冰糖煮 5 分鐘即可。

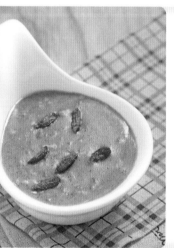

黑芝麻麥片枸杞粥 養血益氣

材料 黑芝麻粉 25 克，燕麥片 50 克，枸杞子 10 克，白糖 3 克。

做法

1. 將黑芝麻粉放入碗中，加入適量開水調勻成芝麻糊。
2. 鍋內加適量清水燒開，加入芝麻糊和燕麥片，煮 10 分鐘，加入枸杞子、白糖攪勻即可。

功效：枸杞子對於養精益氣、溫熱滋補、瘦身減肥有很強的功效；黑芝麻味甘、性溫，有補血、潤腸、養髮等功效，適於調治身體虛弱、頭髮早白；兩者同食可養血益氣、強壯筋骨、補虛生肌。

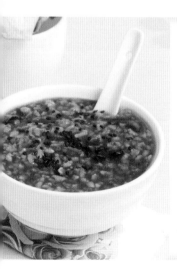

三黑烏髮粥 補血烏髮

材料 糯米 50 克，黑豆 30 克，黑棗 10 克，熟黑芝麻 5 克。

做法

1. 糯米、黑豆洗淨，浸水泡 4 小時；黑棗洗淨，去核。
2. 鍋內加適量清水，加入糯米、黑豆，大火煮滾後轉小火。煮 40 分鐘，加入黑棗，煮 10 分鐘，撒熟黑芝麻即可。

功效：黑豆具有烏髮功效；黑芝麻對肝腎不足所致的脫髮、鬚髮早白有益；黑棗可滋陰養血。三者配搭糯米煮粥，可補腎強肝、烏髮。

豐胸
美胸

◊ 飲食原則

　　維他命 C 能促進膠原蛋白的形成，維持乳房肌膚的彈性，防止胸部下垂。維他命 C 主要存在於新鮮水果和蔬菜中，如葡萄、橙、鮮棗、檸檬、奇異果、青椒等。

　　維他命 E 可以促進乳腺發育，堅果類、蛋奶類、穀物類、芹菜、椰菜、蘆薈都是很好的食物來源。

◊ 推薦食材

豐胸美體	刺激雌激素分泌	豐胸潤膚	延緩衰老
芋頭	木瓜	豬蹄	花生

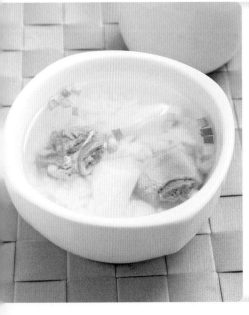

芋頭豬骨粥

材料　芋頭 150 克，豬骨 200 克，大米 100 克。
調料　葱末、鹽各適量。

做法

1. 芋頭洗淨，去皮，切塊；豬骨洗淨，斬件；大米洗淨，浸泡 30 分鐘。
2. 鍋內加適量清水燒開，加入豬骨，煮滾後加鹽調味，轉小火煮。
3. 煮 1 小時後，濾去骨渣，加入大米、芋頭塊，再煮成粥，加鹽略煮，撒上葱末即可。

<u>功效</u>：芋頭可輔治中氣不足，久服能補肝胃，添精益髓，豐潤肌膚；豬骨含有膠原蛋白。配搭做粥，有效輔助美胸豐胸。

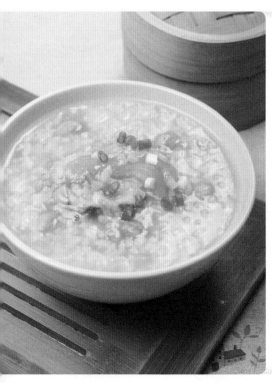

花生豬蹄粥

促進胸部細胞細膩

材料 大米100克，花生仁30克，豬蹄1隻。
調料 料酒5克，葱末、鹽各3克。

做法

1. 豬蹄洗淨，剁小塊，放入加了料酒的沸水鍋中焯去血水；大米洗淨，浸水泡30分鐘；花生仁洗淨。
2. 鍋內加適量清水燒開，加入豬蹄塊、花生仁，大火煮滾後轉小火。
3. 煮約1.5小時，加入鹽、葱末即可。

功效： 豬蹄中含有豐富的膠原蛋白，是構成肌腱、韌帶及結締組織的主要蛋白質成分，適量食用豬蹄，可促進雌激素分泌，有益於皮膚細膩；花生含多不飽和脂肪酸，可促進胸部細胞豐滿。

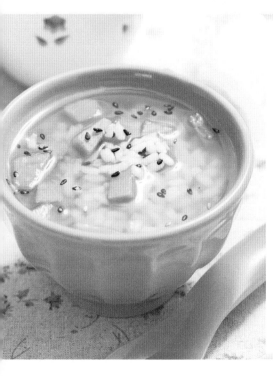

黑芝麻木瓜粥

暢通乳腺

材料 熟黑芝麻20克，大米70克，木瓜200克，冰糖3克。

做法

1. 大米洗淨，浸水泡30分鐘；木瓜去皮、去籽，切塊。
2. 鍋內加適量清水，加入大米，大火煮滾轉小火。
3. 煮40分鐘，放入木瓜塊，小火煮5分鐘，放入冰糖煮5分鐘至其融化，撒上熟黑芝麻即可。

功效： 這粥含木瓜酶，不僅對乳腺發育很有助益，還能刺激雌激素分泌，達到豐胸的目的。

纖體塑身

飲食原則

要限制每天攝入的總熱量，同時三餐分配要得當。早、中、晚熱量攝入比以 3：4：3 為宜，可根據生活習慣進行適當調整。

多吃飽腹感強、熱量低的食物，如馬鈴薯、番薯、椰菜等。

不宜食用高熱量食物，如碳酸飲料、糕點、臘肉香腸、油炸食品、辛辣食物等。

推薦食材

降壓降脂	排毒抗癌	消腫解毒	潤腸通便
芹菜	木耳	紅豆	燕麥

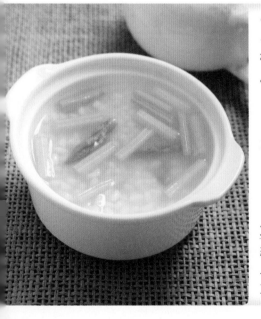

芹菜蘆筍粥　促進排脂

材料　大米、芹菜、蘆筍各 100 克，鹽 2 克。

做法

1. 大米洗淨，浸水泡 30 分鐘；芹菜和蘆筍擇洗乾淨，切小段。
2. 鍋內加適量清水，放大米，大火煮滾後轉小火。煮 30 分鐘，至米粒開花、粥汁沸騰時加入芹菜段、蘆筍段，煮 10 分鐘，放適量鹽攪勻即可。

功效：蘆筍膳食纖維含量較為豐富，有助緩解便秘；芹菜熱量低，富含膳食纖維，可以吸附腸內脂肪，促使脂肪排出體外。這粥尤適合減肥者食用。

紅棗木耳粥 清胃滌腸

材料 大米 100 克，乾木耳 10 克，紅棗 6 顆。

做法

1. 木耳泡軟，洗淨，撕小片；紅棗洗淨，去核；大米洗淨，浸水泡 30 分鐘。
2. 鍋內加適量清水燒開，加入紅棗、木耳片和大米，大火煮滾後轉小火，煮 40 分鐘至軟糯即可。

功效： 木耳中的膠質可以吸附在胃腸道內的殘留雜質並排出體外，起到清胃滌腸的作用；紅棗中的果糖、葡萄糖、低聚糖可保肝護肝，減輕化學藥物對肝的損害。

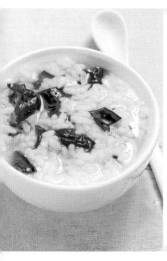

山楂二豆粥 利尿消腫

材料 紅豆、綠豆、山楂各 30 克，大米 50 克，紅棗 6 顆。

做法

1. 紅豆、綠豆洗淨後，浸水泡 4 小時；大米洗淨，浸水泡 30 分鐘；山楂洗淨，去籽；紅棗洗淨，去核。
2. 鍋中加適量水燒開，加入大米、綠豆、紅豆，大火煮滾後轉小火。
3. 煮 50 分鐘，加入紅棗、山楂煮 15 分鐘即可。

功效： 紅豆有潤腸通便、健美減肥的作用；綠豆中脂肪含量很低。配搭山楂做成的粥高纖維、低脂肪，減肥瘦身、利尿消腫效果好。

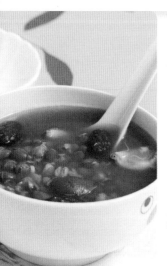

玫瑰燕麥粥 補氣養血 潤腸排毒

材料 燕麥、大米各 50 克，玫瑰花、熟黑芝麻各 5 克，紅棗 5 顆。

做法

1. 大米洗淨，浸水泡 30 分鐘；燕麥洗淨，浸水泡 4 小時；紅棗洗淨，去核。
2. 把玫瑰花倒入鍋，加水煮 3 分鐘，等到花瓣發白，用匙撈起玫瑰（留幾片花瓣裝飾用），留玫瑰水。
3. 鍋內加玫瑰水燒開，加入大米、燕麥、紅棗，大火煮滾後轉小火。煮 40 分鐘，至米粒軟爛，盛出裝碗，撒熟黑芝麻和花瓣即可。

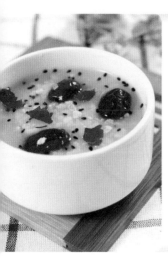

Part 15
不同人調理粥
—— 悉心呵護全家人

幼兒

飲食原則

　　多吃富含脂肪和維他命的食物，對幼兒的大腦發育和視力發展都十分有益，如核桃、杏仁、瓜子、開心果、芝麻、松子仁等。需要注意，堅果一定要壓碎才可給嬰幼兒吃，對於較大的小孩，大人則要從旁看着他吃堅果。

　　多吃富含蛋白質、鈣的食物，能提供幼兒生長所需的營養，如魚、雞肉、蛋類、牛奶、豆類等。

　　多進食富含鋅的食物，對幼兒的骨骼生長有益，如豬紅、海帶、紫菜、瘦肉、堅果、海魚等。

　　多吃富含碳水化合物的食物，能迅速為幼兒身體補充熱量，如大米、粟米、燕麥等。

推薦食材

含豐富營養	助骨骼生長	促進大腦發育	養脾胃 助成長
蛋類	紫菜	黑芝麻	馬鈴薯

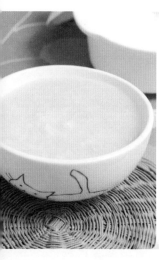

蛋黃大米粥 益智健腦

材料 大米 50 克，雞蛋 1 個。

做法

1. 大米洗淨，浸水泡 30 分鐘；雞蛋煮熟，取蛋黃研碎。
2. 鍋內加適量清水燒開，加入大米，大火煮滾後轉小火。
3. 煮 40 分鐘，加入蛋黃碎，同煮 5 分鐘攪勻即可。

功效：蛋黃營養豐富，富含嬰幼兒發育所需的蛋白質、脂肪、卵磷脂等，與大米一起煮粥食用，不僅能夠提供熱量，亦能提供幼兒生長發育所需的多種營養物質。
注意：年紀較小的嬰兒不宜食用蛋白。

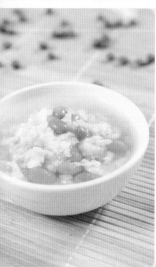

青豆蛋花粥 增進食慾

材料 大米 50 克，青豆 50 克，雞蛋 1 個，鹽 1 克。

做法

1. 把大米洗淨，浸水泡 30 分鐘；青豆洗淨；雞蛋打散成為蛋液。
2. 鍋內加適量清水燒開，加入大米，大火煮滾後轉小火。
3. 煮 40 分鐘，加入青豆煮 15 分鐘，加入鹽調味，煮 5 分鐘，將蛋液倒入粥內，用匙攪拌再煲 1 分鐘。

功效：青豆性平，有健脾寬中、潤燥消水的作用，加上雞蛋煮粥，營養豐富、口感綿軟，可以增進孩子的食慾。
注意：此粥適合較大幼兒食用。

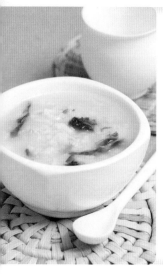

肉碎紫菜粥 助身體發育 增強記憶力

材料 大米 50 克，豬肉碎 25 克，紫菜 5 克。

做法

1. 大米洗淨，浸水泡 30 分鐘；紫菜洗淨，撕開。
2. 鍋內加適量清水燒開，加入大米，大火煮滾後轉小火。
3. 煮 40 分鐘，放入豬肉碎，煮至粥將成時，加入紫菜略煮片刻即可。

功效：豬肉中富含蛋白質、脂肪、鐵等；紫菜富含碘、膽鹼、鈣、鐵等，能促進發育，增強記憶力，促進牙齒和骨骼的生長。兩者和大米煮粥，可提供充足的熱量，還能促進身體發育。

男性

飲食原則

適當攝入蛋白質。可選擇肉、奶、蛋、豆類及其製品,這些食物富含很好的蛋白質來源。

多吃蔬菜。蔬菜中含有豐富的維他命,對細胞的新陳代謝和身體健康極為重要。

增加礦物質的攝入。這些營養素有助提高精子活力,預防前列腺疾病。可選擇海產品,特別是生蠔、大豆等。

推薦食材

提供基礎熱量	溫中暖身	健脾補虛	提高生育能力
燕麥	羊肉	鴨肉	蝦

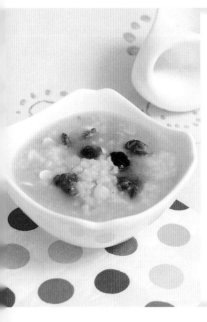

鵪鶉杏仁粥 補腎壯陽 增強體力

材料 鵪鶉肉、大米各 100 克,桂圓 15 克,杏仁 10 克。
調料 薑末、料酒、醬油各 10 克,鹽 3 克。

做法

1. 鵪鶉肉洗淨,切塊,加料酒、醬油醃漬入味;大米洗淨,浸泡 30 分鐘;桂圓去殼。
2. 鍋置火上,加清水燒沸,放大米、桂圓、薑末、鵪鶉塊、杏仁,大火煮沸後轉小火熬至粥熟,加鹽調味即可。

功效:鵪鶉肉含有多種人體必須氨基酸,能溫腎助陽;杏仁含有多種礦物質,可固腎壯陽、增強體力;桂圓能壯陽益氣、養血安神。三者配搭食用,具有補腎生精、補氣壯陽、養血安神的功效。

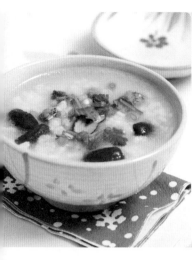

羊骨紅棗粥 　強身補虛

材料 羊骨 200 克，大米 100 克，紅棗 10 顆。
調料 葱末、芫茜段各 5 克，鹽 3 克。

做法

1. 羊骨洗淨，剁小塊；紅棗洗淨，去核；大米洗淨，浸水泡 30 分鐘。
2. 鍋內加適量清水，加入羊骨，大火煮滾後轉小火。煮 1 小時後，取出羊骨，加入大米、紅棗，大火煮滾後轉小火。
3. 煮 40 分鐘，加鹽、葱末、芫茜段攪勻即可。

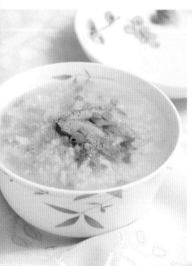

鴨肉芹菜蛋黃粥 　清熱補肺

材料 糯米 100 克，芹菜 20 克，燒鴨肉 50 克，鹹蛋黃 2 個。
調料 上湯 500 克，葱末、薑絲各 5 克。

做法

1. 糯米洗淨，用水浸泡 4 小時；燒鴨肉切片；鹹蛋黃切小粒；芹菜洗淨，切粒。
2. 鍋內倒上湯和水燒開，加入糯米，煮滾後轉小火煮至熟，放燒鴨肉片、鹹蛋黃粒、薑絲、芹菜粒煮熟，撒葱末即可。

<u>功效</u>：鴨肉滋陰去火，芹菜富含的膳食纖維可緩解便秘，加上鹹蛋黃熬粥食用可有效補充體力。

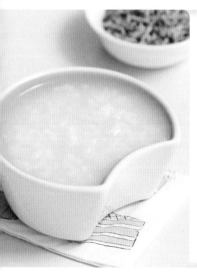

茴香大米粥 　促進消化 增強肌力

材料 大米 100 克，小茴香 15 克，鹽 3 克。

做法

1. 小茴香洗淨，放鍋中煮出香味，去渣取汁；大米洗淨，浸泡 30 分鐘。
2. 鍋內加小茴香汁和適量水，加入大米，大火煮滾後轉小火煮 40 分鐘後，加鹽調味即可。

<u>功效</u>：小茴香能刺激胃腸神經血管，促進消化液分泌，有健胃的功效；還可增強肌力，對肌肉痙攣和身體疼痛有很好的緩解作用。這粥可溫腎暖胃，散寒理氣，增進食慾，增強肌力。

女性

◈ 飲食原則

　　多吃促進紅血球生長，增強人體免疫力的食物。如豬膶、豬紅、紅棗、蛋類、菌藻、黑芝麻等，可以預防缺鐵性貧血，緩解痛經等現象。

　　多吃蔬菜、水果及全穀類食品。這類食物有助於皮膚保養，減肥瘦身，如蘋果、豆製品、燕麥、薏米等。

◈ 推薦食材

駐顏祛斑	益腎補氣血	紅潤肌膚	活血化瘀
紅棗	黑米	阿膠	益母草

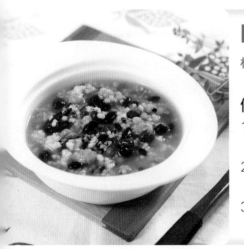

暖宮養生粥　健脾補血 滋陰暖宮

材料　小米 30 克，黑米、薏米、紅豆、黑豆各 15 克，乾桂圓 10 克，紅棗 6 顆，紅糖 3 克。

做法

1. 黑豆、紅豆、薏米、黑米洗淨，浸水泡 4 小時；小米洗淨；紅棗洗淨，去核；桂圓去殼。
2. 鍋內加適量清水，加入小米、紅豆、黑豆、薏米、黑米，大火煮滾後轉小火。
3. 煮 50 分鐘後，加入紅棗、桂圓，煮 15 分鐘，加入紅糖，攪勻即可。

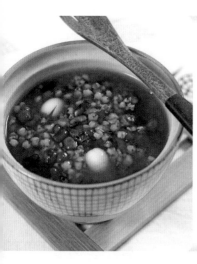

黑豆蓮子紅豆粥 滋陰補血 益肝安神

材料 蓮子、黑米、蕎麥、紅豆各 15 克，黑豆 30 克，西米 10 克，紅糖 3 克。

做法

1. 黑豆、紅豆、黑米、蕎麥、蓮子洗淨後，浸水泡 4 小時；西米洗淨。
2. 鍋內加適量清水，除西米以外，其他材料大火煮滾後轉小火。
3. 煮 50 分鐘，加入西米和紅糖煮 5 分鐘，至紅糖融化即可。

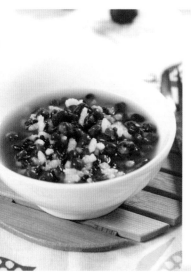

紅豆黑米酒釀粥 補血強身 止經痛

材料 紅豆、黑米各 30 克，紅棗 5 顆，酒釀 50 克，紅糖適量。

做法

1. 紅豆、黑米洗淨，用水浸泡 4 小時；紅棗洗淨，去核。
2. 鍋內加適量清水，加入紅豆、黑米，大火煮滾後轉小火。煮 50 分鐘後，加入紅棗，續煮至所有材料軟糯後，趁熱拌入酒釀及紅糖即可。

功效：這粥適合寒冷而乾燥的冬日，驅寒暖身，還可緩解宮寒血瘀導致的痛經。

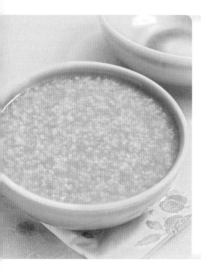

阿膠粥 補血補虛

材料 糯米 100 克，阿膠 3 克，紅糖 3 克。

做法

1. 阿膠洗淨，搗碎；糯米洗淨，浸水泡 4 小時。
2. 鍋內加適量清水，加入糯米，大火煮滾後轉小火。
3. 煮 40 分鐘至粥成，放入阿膠碎攪勻，續煮 10 分鐘，加入紅糖攪勻即可。

功效：這阿膠粥有滋陰益氣、養血補虛、美肌膚、抗衰老、延年益壽等功效。

哺乳媽媽

飲食原則

飲食量不宜過多。產後過量的飲食會讓產婦形成生育型肥胖，對於產後恢復並無益處。

食物品種要多樣化。產後飲食雖有講究，但戒口不宜過度，葷素配搭還是很重要的。食物以細軟、易消化為主，少吃油炸食物，少吃堅硬的帶殼食物。

要補充水分。乳汁的分泌是使新媽媽產後所需要的水量增加的原因之一。此外，產婦大多出汗較多，體表的水分揮發也多於平時。

推薦食材

補血安神	恢復體力	有助下奶	氣血雙補
紅棗	小米	鯽魚	烏雞

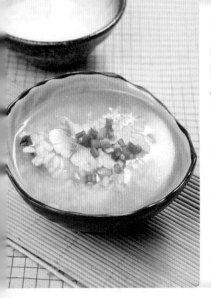

鯽魚粥 　滋陰補虛

材料　活鯽魚 1 條，苧麻根 20 克，糯米 50 克。
調料　薑片、葱末各 5 克，鹽 3 克。

做法

1. 將鯽魚去鱗及內臟，洗淨，切片；糯米洗淨，浸水泡 4 小時；苧麻根洗淨。
2. 鍋內加適量清水燒開，加入苧麻根，煎煮 30 分鐘，去渣取汁。
3. 鍋內加適量清水和煎好的藥汁，加入糯米、薑片，煮滾後轉小火。煮 40 分鐘，至粥熟，放入鯽魚片繼續煮 5 分鐘，加鹽、葱末即可。

功效：這粥中含有優質蛋白質，新媽媽經常食用可以滋陰補虛，增強體質。

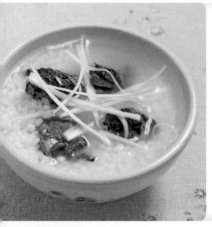

烏雞大米葱白粥 補虛強身

材料 烏雞腿 150 克，大米 100 克，葱絲 10 克，鹽 3 克。

做法

1. 將烏雞腿洗淨，切塊，焯燙，瀝乾；大米洗淨，浸泡 30 分鐘。
2. 鍋置火上，倒入適量清水燒開，放入烏雞腿用大火煮沸，轉小火煮 15 分鐘，放入大米繼續煮，煮沸後轉小火，待米熟時放入葱絲，用鹽調味即可。

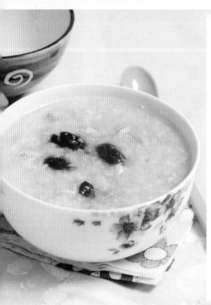

花生紅棗粥 補血安神 預防早衰

材料 糯米 100 克，花生仁 20 克，紅棗 10 顆，雞蛋 1 個。

做法

1. 糯米、花生仁分別洗淨，糯米浸泡 4 小時；紅棗洗淨，去核；雞蛋磕入碗中，攪勻。
2. 鍋內加適量清水燒開，加入糯米、花生仁大火煮滾後轉小火。
3. 煮 30 分鐘，加入紅棗，大火煮滾後轉小火煮 20 分鐘，順時針攪入蛋液即可。

功效：花生仁有補血益心、消除疲勞等作用；紅棗可補氣養血、滋補安神，和糯米一起煮粥食用，可改善哺乳媽媽的氣血消耗。

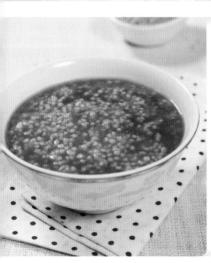

小米紅糖粥 補虛養胃

材料 小米 100 克，紅糖 5 克。

做法

1. 小米洗淨。
2. 鍋內加適量清水燒開，加入小米，大火煮滾後轉小火。
3. 煮 30 分鐘，至米粒熟爛，加入紅糖攪勻即可。

功效：小米含維他命 B 雜和多種礦物質，可補虛養胃、調養身體，紅糖是未經煉製的粗製糖，不僅能補充熱量，還含有產婦所需的鐵、鈣等物質。

◈ 飲食原則

適當的熱量。每日飲食要適量，不要吃過多的肉食與甜食，控制動物性脂肪的攝入量，以免造成血脂、血糖升高。

確保各種礦物質的攝入。鈣、鐵、硒和鉻等對老年人比較重要。但應嚴格控制鹽的攝入量，以防誘發高血壓。

多吃易咀嚼和消化的食物。應食用較為軟爛的食物，不要吃過硬和不易消化的食物。

◈ 推薦食材

保持血管壁彈性	改善血液循環	防治心腦血管病	抗氧化 延緩衰老
茄子	蕎麥	綠豆	冬菇

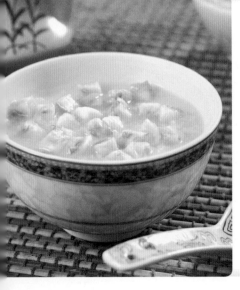

茄子粥 保護心血管

材料 大米 100 克，茄子 80 克，鹽 3 克。

做法

1. 茄子洗淨，去皮，切小塊；大米洗淨，浸水泡 30 分鐘。
2. 鍋內加適量清水燒開，加入大米，大火煮滾後轉小火。煮 30 分鐘，加入茄子塊，燜煮至米爛粥稠，加鹽調味即可。

功效：茄子含有維他命 E，可降低膽固醇水平，還能延緩衰老；茄子還含有蘆丁，能增強毛細血管的彈性，使心血管保持正常功能，這粥可幫助預防老年人易發的心血管疾病。

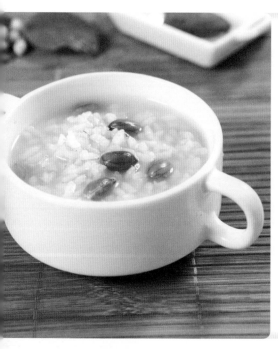

小麥糯米花生粥

安神養心 除煩止渴

材料　糯米、小麥各 30 克，花生仁 15 克。

做法

1. 小麥、糯米洗淨，浸水泡 4 小時；花生仁洗淨。
2. 鍋內加適量清水燒開，加入小麥、糯米、花生仁，大火煮滾後轉小火，煮 40 分鐘，至米爛粥熟即可。

功效：小麥富含碳水化合物、維他命 B_1、蛋白質等，能養心安神、除煩止渴；花生仁富含多不飽和脂肪酸、蛋白質等，可降低膽固醇，護心健腦。兩者和糯米煮粥，有安神養心的功效。

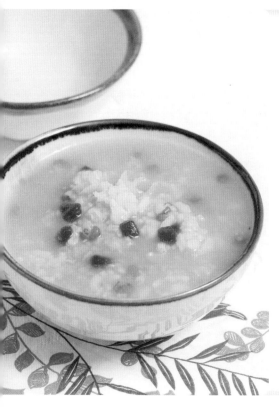

綠豆雪耳二米粥

清熱解毒 延緩衰老

材料　大米 60 克，綠豆 40 克，小米 30 克，乾雪耳 5 克，山楂糕 10 克，白糖 3 克。

做法

1. 綠豆洗淨後用水浸泡 4 小時；乾雪耳泡發，洗淨，去硬蒂，撕小朵；山楂糕切成小粒；小米洗淨；大米洗淨，浸水泡 30 分鐘。
2. 鍋內加適量清水燒開，放入大米、小米、綠豆、雪耳，大火煮滾後轉小火。
3. 煮 40 分鐘至豆米開花，粥黏稠，加白糖、山楂糕粒攪勻即可。

功效：綠豆可祛熱解暑、降壓明目；雪耳含植物膠質。兩者合煮具有益氣和血、強心補腦、滋陰降火等功效。

腦力勞動

💧 飲食原則

合理膳食，保持營養均衡，多吃蔬菜和水果。

多吃補腦的食物，如核桃、花生、蛋黃等。

不宜多吃含脂肪高的食物。

💧 推薦食材

健腦益智	供給熱量 維持腦力	提高思維能力	調節緊張神經
堅果	粟米	蝦	橘子

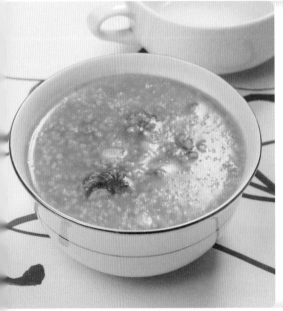

核桃花生粥 健腦益智

材料　核桃仁、花生仁各50克，小米100克。

做法

1. 核桃仁洗淨後，用刀壓碎；小米洗淨；花生仁洗淨。
2. 鍋內加適量清水燒開，加入小米、核桃仁、花生仁，大火煮滾後轉小火。
3. 煮40分鐘至濃稠即可。

功效：這粥富含蛋白質、不飽和脂肪酸及多種維他命，不僅可以促進生長發育，還可以緩解大腦疲勞，增強記憶力，提高智力。

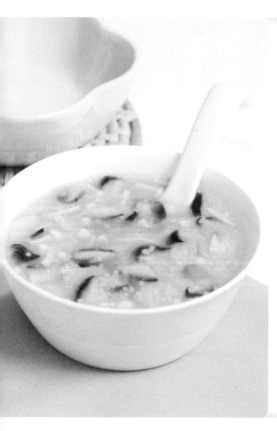

三菇小米粥 補腦健腦

材料 小米 100 克，金針菇、鮮冬菇、秀珍菇各 30 克。

調料 上湯 500 克，鹽 3 克，麻油適量。

做法

1. 小米洗淨；金針菇洗淨，去根，切段；鮮冬菇、秀珍菇洗淨，切片。
2. 鍋內加適量清水和上湯燒開，加入小米，大火煮滾後轉小火。
3. 煮 20 分鐘，加入冬菇片、秀珍菇片，煮至粥稠，加金針菇段煮 1 分鐘，加鹽、麻油調味即可。

<u>功效</u>：小米有滋陰養血的作用，可以為大腦提供充足的熱量；金針菇、冬菇、秀珍菇可促進記憶、增強智力、補腦健腦。四者一起食用，能滋陰養血、提高記憶力、補腦健腦。

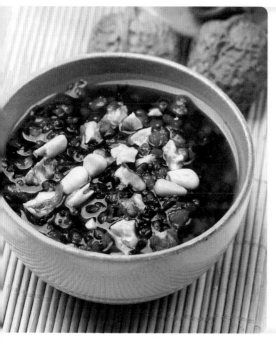

松仁紫米粥

維護腦細胞和神經功能

材料 大米 30 克，紫米 80 克，松子仁 15 克。

做法

1. 大米和紫米淘洗乾淨，分別浸泡 30 分鐘和 4 小時；松子仁挑淨雜質，洗淨。
2. 鍋內倒入適量清水燒開，放入大米、紫米、松子仁燒開，轉小火煮至粥熟。

<u>功效</u>：松子仁含有豐富不飽和脂肪酸、谷氨酸、磷、錳等健腦成分，可增強腦細胞代謝，有維護腦細胞和神經的功能，是腦力勞動者極佳的健腦食品。

體力勞動

飲食原則

在戶外勞動時要注意多飲水。

可以考慮多食具有益氣補血、生津止渴、強筋健骨、消除疲勞等功效的食物。

不宜大量喝咖啡和濃茶,以免刺激神經興奮,加重疲憊感。

推薦食材

快速補充體力	滿足對熱量的需求	補充體力	解毒消腸
肉類	**大米**	**牛奶**	**豬紅**

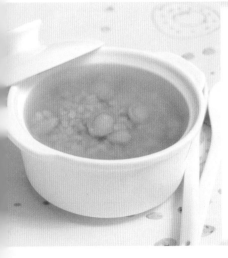

扁豆糙米粥　強筋健骨 增強體力

材料　白扁豆 30 克,糙米 80 克,白糖適量。

做法

1. 白扁豆洗淨,浸水泡 8~10 小時;糙米洗淨,浸水泡 4 小時。
2. 鍋內倒入適量清水燒開,放入白扁豆、糙米大火煮滾,轉小火熬煮,待煮至熟軟,加白糖調味即可。

功效:糙米可補脾胃、益五臟,與白扁豆熬粥同食,其健脾祛濕之力更強,還可有效增強體力。

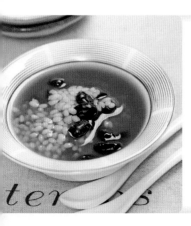

黑豆粥 補腎強身 提高精力

材料　黑豆 50 克，大米 100 克。

做法

1. 黑豆洗淨，浸水泡 4 小時；大米淘洗乾淨，浸水泡 30 分鐘。
2. 鍋置火上，加適量清水煮沸，放入黑豆，用大火煮沸，轉小火熬煮，待黑豆煮至六成熟時加入大米，再煮 30 分鐘至粥黏稠。

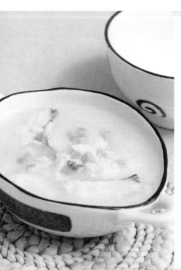

生滾魚片粥 補血益氣 利水消腫

材料　魚片 50 克，大米 100 克。
調料　葱末、薑末、料酒各 5 克，鹽 3 克。

做法

1. 大米洗淨，浸水泡 30 分鐘；魚片加薑末、料酒、鹽拌勻醃漬 15 分鐘。
2. 鍋內加適量清水燒開，加入大米，大火煮滾後轉小火煮 40 分鐘，至粥九成熟，加入魚片迅速滑散，煮 3 分鐘，加葱末、鹽調味即可。

<u>功效</u>：魚片富含蛋白質、脂肪，還含有多種維他命，有補血、補脾益氣、利水消腫等功效。

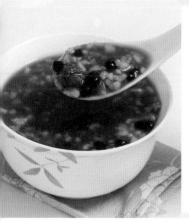

桂圓黑豆薑汁粥 補充體力 消除疲勞

材料　大米 75 克，黑豆 40 克，薑 20 克，桂圓 25 克，鹽 3 克。

做法

1. 大米洗淨，浸水泡 30 分鐘；桂圓去殼；黑豆洗淨，浸水泡 4 小時；薑去皮，磨汁。
2. 鍋內加適量清水燒開，加入黑豆、大米，煮滾後轉小火。
3. 煮約 20 分鐘，加入桂圓、薑汁攪勻，轉中火熬煮。
4. 煮 30 分鐘至米粒軟爛，加入適量鹽調味即可。

低頭族

飲食原則

補充維他命 A，防治眼睛乾澀。補充維他命 A 應多吃魚類，尤其是海魚、動物肝臟、蛋黃等。紅蘿蔔、西蘭花、菠菜、小棠菜、莧菜等蔬菜中含有的胡蘿蔔素也能在體內轉化為維他命 A。

補充維他命 C，保護晶狀體。要多吃綠葉蔬菜、青椒、奇異果、士多啤梨、檸檬、柑橘等維他命 C 含量豐富的食物。

推薦食材

緩解眼部疲勞	保護眼睛	抗輻射	抗輻射 防衰老
紅蘿蔔	豬膶	海帶	粟米

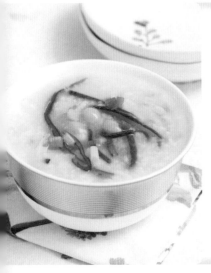

海帶豆香粥　緩解輻射造成的不適

材料　大米 80 克，海帶絲 50 克，黃豆 40 克。
調料　葱末 5 克，鹽 3 克。

做法

1. 黃豆洗淨，浸水泡 4 小時；大米洗淨，浸水泡 30 分鐘；海帶絲洗淨。
2. 鍋內加適量清水燒開，加入大米和黃豆，大火煮滾後轉小火。煮 30 分鐘，加入海帶絲煮約 20 分鐘，加鹽調味，最後撒入葱末即可。

功效：這粥富含多種維他命和礦物質，可提高機體的抗輻射性，緩解外界輻射對人體帶來的不適。

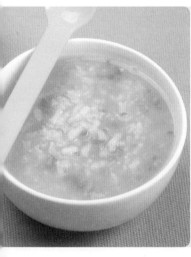

粟米青豆粥 護肝清熱 改善視力

材料 大米 50 克，粟米 40 克，青豆 30 克。

做法

1. 大米洗淨，浸水泡 30 分鐘；粟米和青豆洗淨，焯熟，去皮搗碎。
2. 鍋內加適量清水燒開，加入大米，大火煮滾後轉小火。煮 30 分鐘，加入粟米碎和青豆碎，煮 10 分鐘即可。

功效：粟米含有粟米黃體，青豆中含有大量胡蘿蔔素、葉黃素，對保護視神經、改善視力非常有益。

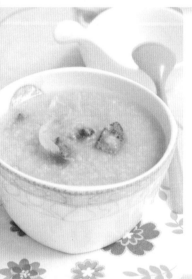

雪耳豬膶粥 養肝明目 潤膚美容

材料 大米 100 克，豬膶 50 克，乾雪耳 10 克，雞蛋 1 個（取蛋白）。
調料 鹽 3 克，生粉適量。

做法

1. 乾雪耳泡發，洗淨，去硬蒂，撕小朵；豬膶洗淨，切片；大米洗淨，浸水泡 30 分鐘。
2. 將豬膶片放入碗中，加入鹽、生粉，打入蛋白，拌勻掛漿。
3. 鍋內加適量清水燒開，加入大米、雪耳，大火煮滾後轉小火。
4. 煮 30 分鐘，加入豬膶，繼續煮至粥熟即可。

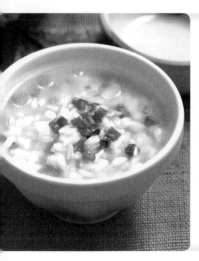

羊肝紅蘿蔔粥 緩解眼部疲勞

材料 羊肝 50 克，紅蘿蔔粒 100 克，大米 100 克。
調料 薑末、葱末、鹽各 5 克，胡椒粉少許。

做法

1. 羊肝洗淨，切薄片；大米洗淨，浸水泡 30 分鐘。
2. 鍋內加適量清水燒開，加入大米，大火煮滾後轉小火煮 40 分鐘，加羊肝片、紅蘿蔔粒，調入鹽、胡椒粉煮 10 分鐘，撒葱末、薑末即可。

功效：羊肝和紅蘿蔔都有養肝明目的作用，配搭做粥，緩解眼部疲勞效果非常顯著。

Part 16

四季強身粥

—— 從大自然得健康

春季

⚡ 飲食原則

春季宜多吃粥。在早餐或晚餐進食一些粥可溫腎壯陽、健脾和胃、益氣養血，如雞肝粥、韭菜粥、豬膶粥等。

多喝水。喝水可增加血液循環，有利於養肝和排出代謝廢物，可減輕毒物對肝的損害。

春天由寒轉暖，氣溫變化大，細菌、微生物開始繁殖，活力加強，容易侵犯人體而致病。應適當增加蔬果的攝入，補充足夠的維他命來抵抗病毒、預防呼吸道感染等。

⚡ 推薦食材

增強脾胃之氣	養肝效果佳	補肝養血	祛邪扶正
韭菜	芹菜	豬膶	葱

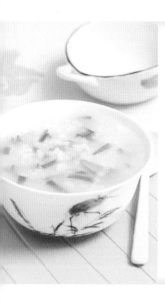

韭菜蝦仁粥 保護視神經

材料 大米 100 克，蝦仁 80 克，韭菜 30 克，鹽 3 克。

做法

1. 韭菜洗淨，切段；蝦去頭、殼及蝦線，洗淨，切段；大米洗淨，浸水泡 30 分鐘。
2. 鍋內加適量清水燒開，加入大米，大火煮滾後轉小火。
3. 煮 30 分鐘，加入蝦仁段，略煮片刻後倒入韭菜段，加鹽調味即可。

功效：韭菜可養肝護肝、補腎壯陽、散血解毒、保暖健胃；蝦仁富含優質蛋白質，可補陽氣、強筋骨。兩者和大米一起煮粥食用，能養肝護肝、溫補陽氣，適合春季食用。

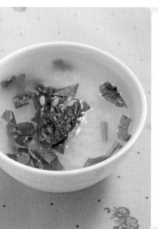

菠菜粥 疏肝養血

材料 大米 100 克，菠菜 80 克，鹽 3 克。

做法

1. 將大米洗淨，浸水泡 30 分鐘；菠菜洗淨，放入開水中焯一下，切段，撈出。
2. 鍋置火上，倒入適量清水煮沸，放大米用大火煮沸，改小火繼續煮，待粥成時加菠菜段，用鹽調味即可。

功效：菠菜可滋陰潤燥、疏肝養血，對春季因肝陰不足所致的高血壓、貧血等都有較好的輔助治療作用。

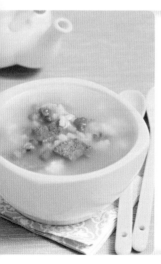

豬膶綠豆粥 補肝養血 保護視力

材料 豬膶 75 克，大米 100 克，綠豆 50 克，鹽 3 克。

做法

1. 綠豆洗淨，浸水泡 4 小時；大米洗淨，浸水泡 30 分鐘；豬膶洗淨，切片。
2. 鍋內加適量清水燒開，加入綠豆、大米，大火煮滾後轉小火。煮 40 分鐘，將豬膶片放入鍋中同煮 3 分鐘，加鹽調味即可。

功效：豬膶富含蛋白質和維他命 A，綠豆富含鐵、鈣、磷等物質，對肝臟有滋補功效，還可促進生長、保護視力。

夏季

◎ 飲食原則

多吃涼性蔬果。苦瓜、絲瓜、青瓜、西瓜都屬涼性，有利生津止渴、除煩解暑、清熱瀉火、排毒通便，夏季可以適當多吃。

飲食宜清淡，適當酸辣。清淡的食物能開胃，還能解暑。例如綠豆粥、荷葉粥、薄荷粥，以及麵條等。酸和辣都能開胃，而且能幫助消化、增進食慾。

◎ 推薦食材

清熱解暑	解熱毒 消水腫	疏肝行氣	清暑利濕
西瓜	綠豆	薄荷	荷葉

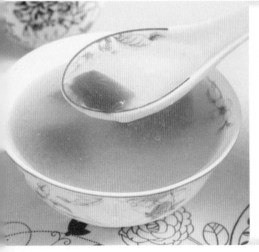

西瓜西米粥　清熱潤肺 健脾美膚

材料　西瓜 200 克，西米 80 克，冰糖 5 克。

做法

1. 西瓜去皮、去籽，切粒；西米洗淨。
2. 鍋內加適量清水燒開，加入西米，煮滾後轉小火。
3. 煮 20 分鐘，加入西瓜、冰糖煮 5 分鐘，至冰糖融化即可。

功效：這粥有清涼解暑、解渴利尿、健脾潤肺等功效，非常適合盛夏食用。

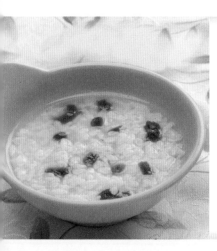

烏梅粥　**生津解渴**

材料　烏梅 20 克，大米 100 克，冰糖 10 克。

做法

1. 烏梅洗淨；大米淘洗乾淨，浸水泡 30 分鐘。
2. 鍋內加適量清水、烏梅燒開，放大米，用大火煮沸，轉小火煮成稀粥，加冰糖煮融化即可。

功效：烏梅含有檸檬酸、蘋果酸、碳水化合物、維他命 C 等成分，具有很好的生津作用，非常適合夏季食用。

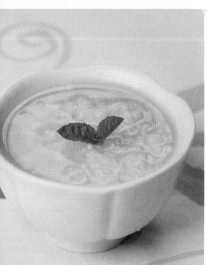

薄荷粥　**疏風散熱 鎮痛止癢**

材料　大米 100 克，薄荷葉 20 克，冰糖 5 克。

做法

1. 薄荷葉去老、黃葉片，洗淨，瀝乾；大米洗淨，浸水泡 30 分鐘。
2. 鍋內加適量清水燒開，加入大米，煮滾後轉小火。煮 30 分鐘至米爛粥稠時，倒入薄荷葉及冰糖煮 5 分鐘，至冰糖融化即可。

功效：薄荷葉有疏風散熱、鎮痛止癢、抗菌消炎、健胃消食等作用。夏季喝薄荷粥，可以清心怡神、疏風散熱、增進食慾、幫助消化。

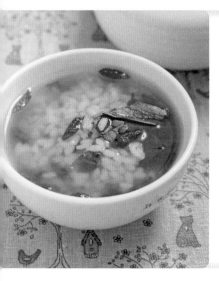

荷葉粥　**消脂瘦身**

材料　乾荷葉 1 張，大米 100 克，枸杞子 5 克，白糖 3 克。

做法

1. 大米洗淨，浸水泡 30 分鐘；枸杞子洗淨；荷葉洗淨，切片。
2. 鍋內加適量清水燒開，加入大米，大火煮滾後轉小火。
3. 煮 30 分鐘至米粒裂開，加入洗淨的乾荷葉片、枸杞子同煮。
4. 待米粒軟爛盛出，食時揀出荷葉，加白糖，攪勻即可。

秋季

飲食原則

多吃滋陰潤燥的食物。如雪耳、甘蔗、雪梨、橄欖、百合、芝麻、核桃、糯米、蜂蜜等，可以起到滋陰潤肺、防燥養血的作用。

飲食多樣化，營養要均衡。秋季人體的免疫系統需要足夠的維他命進行調節，提高免疫力和抗病能力。可多食富含維他命 C 的食物，如橘子、奇異果等。

防止「秋膘」過剩。中醫認為秋天比較燥，肥膩的肉類、油炸食品不宜多吃，防止「上火」和消化不良，否則很容易造成脂肪堆積，尤其是「三高」患者及體虛老人更需要注意。

推薦食材

潤肺 化痰止咳
雪梨

清心潤肺
百合

健脾養胃
粟米

涼血止血
茄子

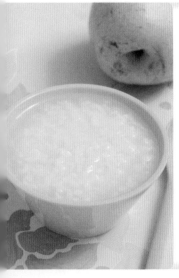

雪梨大米粥 生津潤燥 清熱化痰

材料 雪梨 200 克，大米 100 克，冰糖 10 克。

做法
1. 大米洗淨，浸水泡 30 分鐘；雪梨洗淨，去皮和核，切成薄片。
2. 鍋內加適量清水，加雪梨片，大火煮滾後濾出雜質，取雪梨汁。
3. 鍋內加入雪梨汁和清水大火燒開，再加大米，大火煮滾後轉小火煮 40 分鐘，至米粥將成，加入冰糖煮融。

<u>功效</u>：雪梨具有生津潤燥、清熱化痰的功效，特別適合秋天食用。它和大米煮粥食用，具有清熱潤肺的功效，尤其適合不宜吃生梨的老人和小孩。

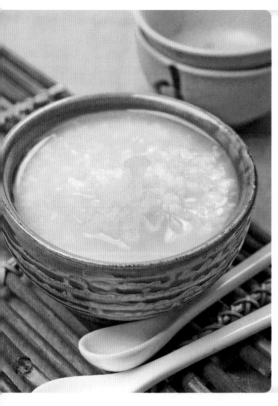

二米雪耳粥 潤肺益氣

材料 大米、小米各 50 克，銀耳 20 克，冰糖 10 克。

做法

1. 大米、小米各洗淨，大米浸水泡 30 分鐘；雪耳用水泡發，洗淨，去硬蒂，撕成小朵。
2. 鍋內加水，大火燒開，加大米和小米煮沸，轉小火續煮 30 分鐘，再加入雪耳同煮至米粒軟爛。
3. 加入冰糖煮至冰糖融化，拌勻即可。

<u>功效</u>：雪耳含有多種氨基酸、礦物質，能滋陰保肝、降糖降脂、延緩衰老。它和大米、小米配搭食用，可補中益氣、健脾和胃，提高肝臟解毒能力，彌補了秋季肺氣較弱的形勢。

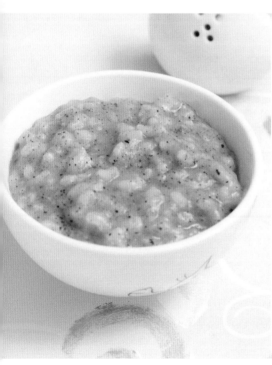

黑芝麻大米粥

滋陰潤燥 健腦益智

材料 大米 100 克，黑芝麻 40 克。

做法

1. 黑芝麻洗淨，炒香，研碎；大米洗淨，浸水泡 30 分鐘。
2. 鍋內加適量清水，加入大米，煮滾後轉小火。
3. 煮 30 分鐘，放入芝麻碎攪勻，繼續煮至米爛粥稠即可。

<u>功效</u>：黑芝麻富含不飽和脂肪酸和蛋白質，可滋陰潤燥、補肝、益氣生肌，還可健腦益智、延年益壽。它和大米一起煮粥，很適合經常用腦的人及體虛者食用，也是秋季養生的佳品。

冬季

飲食原則

　　適度補充熱量。碳水化合物和脂肪能夠提供充足的熱量，幫助機體禦寒，可適度攝入瘦肉、雞蛋、魚類、乳類、豆類及豆製品等。

　　注意維他命的補充。冬季多攝入蔬菜，可補充維他命C、胡蘿蔔素等。如白菜、椰菜、紅蘿蔔、黃豆芽、小棠菜等均是維他命豐富的蔬菜，可適量多吃。

　　餐間可加餐，吃些零食。兩餐之間吃些堅果、乳酪、麥片是不錯的選擇，這些零食所含的蛋白質和碳水化合物會使血糖適當升高，讓人精力充沛。

推薦食材

補血益腎	補益肝血	暖胃養顏	清熱潤燥
黑米	羊肉	白菜	白蘿蔔

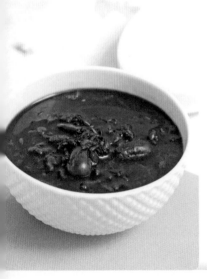

黑米紅棗粥 滋陰補腎

材料　黑米80克，紅棗10顆，大米20克，枸杞子5克。

做法

1. 黑米洗淨，浸水泡4小時；大米洗淨，浸水泡30分鐘；紅棗洗淨，去核；枸杞子洗淨。
2. 鍋內加適量清水燒開，加入黑米、大米，大火煮滾後轉小火。煮40分鐘，加紅棗煮10分鐘，再加入枸杞子煮1分鐘即可。

功效：黑米能滋陰補腎、明目活血，是很好的滋補品；紅棗富含多種維他命，能補氣養血、滋補壯陽；枸杞子可生精補髓、滋陰補腎。三者配搭食用，具有較強的滋陰補腎功效，適合冬季進補。

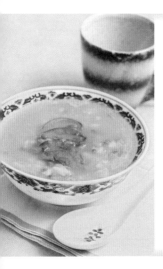

豬腰大米粥 補腎養胃

材料　大米 100 克，豬腰 50 克，綠豆 20 克，鹽 3 克。

做法

1. 豬腰洗淨，切片，焯水；大米洗淨，浸水泡 30 分鐘；綠豆洗淨後用水浸泡 4 小時。
2. 鍋內加適量清水燒開，加入大米、綠豆，煮滾後轉小火。
3. 煮 40 分鐘至粥將成，將豬腰片放鍋中煮熟，加鹽調味。

功效：這粥含有豐富的蛋白質、脂肪、碳水化合物、鈣、磷、鐵和維他命等，有健腎補腰、理氣暖身的功效，適合冬季食用。

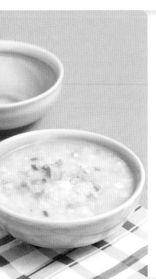

羊肉蘿蔔粥 補腎強身

材料　羊肉、白蘿蔔各 100 克，高粱米、大米各 50 克。
調料　羊肉湯 1500 克，陳皮、葱末、薑末、料酒各 10 克，鹽 3 克，五香粉 3 克，麻油適量。

做法

1. 高粱米洗淨，浸水泡 4 小時；大米洗淨，浸水泡 30 分鐘；白蘿蔔洗淨後切粒；羊肉洗淨後切薄片；陳皮洗淨後切碎。
2. 鍋內加適量清水和羊肉湯、料酒、五香粉、陳皮末大火煮滾，加大米、高粱米再次煮滾，轉小火煮 40 分鐘，加白蘿蔔粒、羊肉片煮熟，再加鹽、葱末、薑末、麻油調味即可。

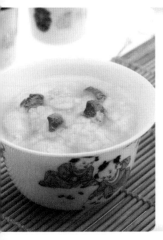

白果羊腰粥 健腦補腎

材料　白果 10 克，羊腰 1 個，羊肉、大米各 50 克，葱白適量。

做法

1. 將羊腰洗淨，去脂膜，切成細粒；葱白洗淨切成細節；羊肉洗淨切塊；白果洗淨；大米洗淨，浸水泡 30 分鐘。
2. 鍋置火上，倒入適量清水，把所有食材一同放入鍋內煮，待肉熟米爛時即可。

功效：白果有改善大腦功能、延緩大腦衰老、增強記憶力等功效，與有補腎止遺功效的羊腰配搭，可以健腦補腎。

拌菜

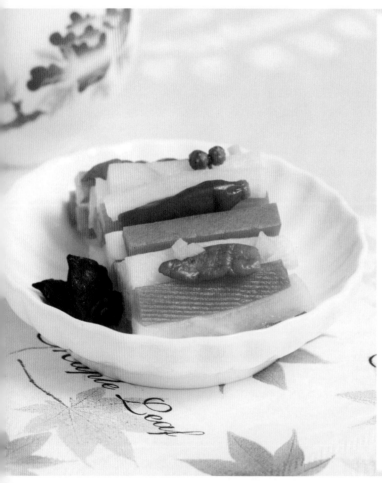

四川泡菜

開胃下飯

材料　白蘿蔔條、紅蘿蔔條各 250 克。

調料　野山椒 100 克，薑片 5 克，鹽 3 克，八角、花椒、白糖各 6 克，檸檬汁、辣椒汁各適量。

做法

1. 鍋加水煮滾，加薑片、八角、花椒、野山椒再次沸騰之後加熱 10 分鐘，之後關火，放至徹底冷卻成調味汁。

2. 將調味汁倒入泡菜內，加入白蘿蔔條、紅蘿蔔條，加檸檬汁、辣椒汁、鹽、白糖攪勻，密封約 20 天即可。

韓國泡菜 滋陰養血

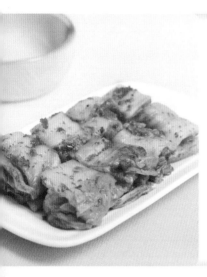

材料　大白菜 500 克，牛肉清湯 150 克，白蘿蔔片 50 克，蘋果片、梨片各 25 克。

調料　辣椒麵 15 克，葱末、蒜泥各 10 克，鹽、白糖各 3 克。

做法

1. 大白菜去除根，洗淨瀝乾，切成四瓣，放盆內，撒鹽醃漬 4 小時；白蘿蔔片用鹽醃至出水。
2. 取盛器，放入蘋果片、梨片、牛肉湯及所有調味料拌勻製成鹵汁；取一個泡菜罐，將大白菜、白蘿蔔瀝乾，放入罐內，倒入鹵汁，封口，放置 3~7 天即可。

花生芹菜 降低血壓

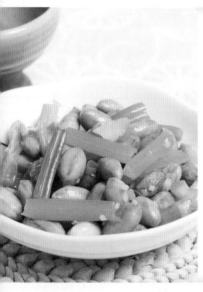

材料　芹菜 200 克，花生仁 50 克。

調料　鹽、醋、葱末、薑末、乾辣椒段各 5 克，八角 3 克。

做法

1. 花生仁洗淨；芹菜洗淨，切段，焯熟撈出。
2. 鍋內加適量清水，加入鹽、八角煮滾後，加入花生仁煮 20 分鐘。
3. 另起一鍋，加適量水煮滾，加入芹菜段。
4. 芹菜段、熟花生仁放入盤中，加入鹽、醋、葱末、薑末拌勻。
5. 鍋置火上，倒油燒熱，加乾辣椒段炸香，挑出辣椒段，把辣椒油澆在菜上拌勻即可。

三彩菠菜 減肥排毒

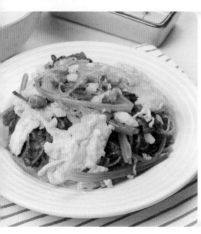

材料　菠菜 150 克，雞蛋 2 個，粉絲 25 克。

調料　蒜末、醋、鹽 3 克，麻油 2 克，白糖 1 克。

做法

1. 菠菜洗淨，焯水後切段；雞蛋磕入碗中，打散；粉絲用沸水煮軟，撈出涼涼。
2. 油鍋燒熱，倒入雞蛋液攤成蛋皮後，鏟出，切成絲；取盤，放入菠菜段、粉絲、雞蛋絲，加入蒜末、醋、鹽、麻油、白糖拌勻即可。

荷塘小炒

健脾開胃

材料　蓮藕片、紅蘿蔔片各 150 克，芹菜段 100 克，木耳、鮮百合各 20 克。
調料　蒜末 5 克，鹽 3 克。

做法

1. 木耳泡發，洗淨，撕小朵；鮮百合剝開，洗淨；把紅蘿蔔、木耳、芹菜、蓮藕、百合分別放入沸水中焯水，撈出瀝乾。
2. 鍋內放油燒至七成熱，放蒜末炒香，放入所有材料，快速翻炒 2 分鐘，加鹽調味即可。

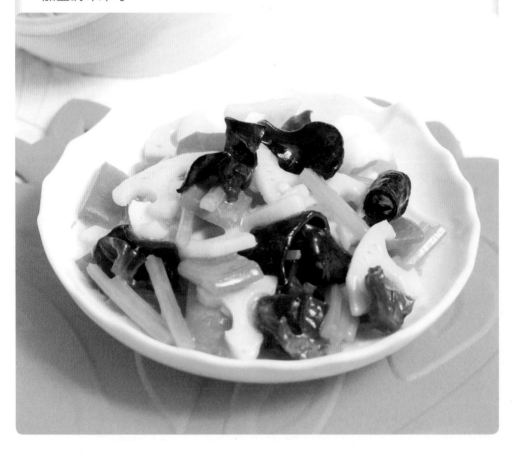

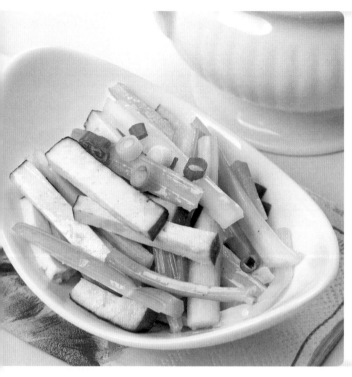

香乾炒芹菜

補肝腎 通便

材料　芹菜 350 克，香乾（肉片）300 克。

調料　蔥末、鹽、料酒、麻油各 2 克。

做法

1. 芹菜洗乾淨，先剖細，再切長段；香乾洗淨，切條。
2. 炒鍋置火上，倒油燒至七成熱，用蔥末開鍋，下芹菜段煸炒，再放入香乾、料酒、鹽，炒拌均勻，出鍋前淋上麻油拌勻即可。

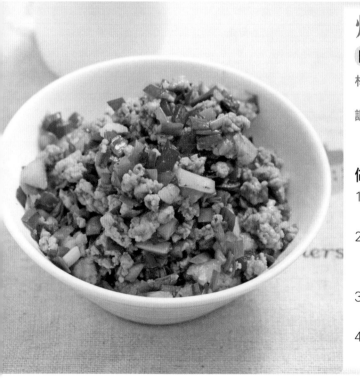

炒蒼蠅頭

開胃下飯

材料　韭菜 100 克，豬肉餡 150 克。

調料　豆豉、蒜末、紅辣椒各 10 克，醬油 5 克，料酒 5 克。

做法

1. 韭菜洗淨，切段；紅辣椒洗淨，切碎。
2. 鍋內燒油燒熱，放入蒜末、辣椒末、豆豉炒出香味。
3. 加豬肉餡翻炒熟，加料酒，醬油繼續翻炒均勻。
4. 加入韭菜段快速翻炒至剛熟即可。

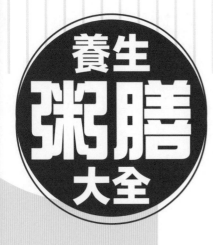

養生
粥膳
大全

作者
楊力

責任編輯
嚴瓊音

美術設計
Carol Fung

排版
何秋雲

出版者
萬里機構出版有限公司
香港鰂魚涌英皇道1065號東達中心1305室
電話：2564 7511
傳真：2565 5539
電郵：info@wanlibk.com
網址：http://www.wanlibk.com
　　　http://www.facebook.com/wanlibk

發行者
香港聯合書刊物流有限公司
香港新界大埔汀麗路 36 號
中華商務印刷大廈 3 字樓
電話：2150 2100
傳真：2407 3062
電郵：info@suplogistics.com.hk

承印者
中華商務彩色印刷有限公司
香港新界大埔汀麗路 36 號

出版日期
二零一九年九月第一次印刷

本書繁體版權經由中國輕工業出版社有限公司授權出版，
版權負責林淑玲 lynn197@126.com。